LES

INFECTIONS BILIAIRES

(ÉTUDE BACTÉRIOLOGIQUE & CLINIQUE)

PAR

Le Dr Ernest DUPRÉ

ANCIEN INTERNE DES HOPITAUX

MEMBRE DE LA SOCIÉTÉ ANATOMIQUE

PARIS

G. STEINHEIL, ÉDITEUR

2, Rue Casimir-Delavigne, 2

1891

INFECTIONS BILIAIRES

(ÉTUDE BACTÉRIOLOGIQUE ET CLINIQUE)

LES
INFECTIONS BILIAIRES

(ÉTUDE BACTÉRIOLOGIQUE & CLINIQUE)

PAR

LE Dr ERNEST DUPRÉ

ANCIEN INTERNE DES HOPITAUX

MEMBRE DE LA SOCIÉTÉ ANATOMIQUE

PARIS

G. STEINHEIL, ÉDITEUR

2, Rue Casimir-Delavigne, 2

1891

TABLE DES MATIÈRES

AVANT-PROPOS

Ce mémoire est divisé en trois parties :

La première partie (chapitres I à IV) a pour but d'éclairer, par l'étude de l'état normal, les origines, les voies et les conditions des infections biliaires, de définir ces infections, et d'en distinguer, d'après l'état antérieur des voies biliaires, deux grandes classes : les *infections primitives*, et les *infections secondaires*.

La seconde partie (chapitres V, VI, VII, VIII) est consacrée à l'étude des *Infections biliaires primitives*, qui surviennent spontanément, et sont alors *protopathiques* (Ictères infectieux), ou secondairement aux infections générales, et sont *deutéropathiques*.

Je choisis, comme type de ces dernières, l'*infection typhique* des voies biliaires, à cause de l'intérêt qui s'attache à l'étude de cette infection, dont j'ai démontré l'existence bactériologique, et les lointaines conséquences. MM. Gilbert et Girode, en établissant, dans leur récente communication à la Société de Biologie (1), la possibilité d'une angiocholite suppurée due au seul bacille typhique, viennent d'augmenter le nombre des réactions histopathologiques provoquées par ce bacille, dans les voies biliaires. Je n'étudie pas les ictères des autres infections (pneumonies, scarlatine, etc.), parce que je n'ai rien de nouveau ni de personnel à apporter à leur histoire. Il en est de même de l'ictère de la grossesse et de celui des nouveau-nés.

(1) GILBERT et GIRODE. Contribution à l'étude bactériologique des voies biliaires. *Soc. Biologie.* Séance du 27 décembre 1890.

La troisième partie (chapitres IX à XVII) comprend l'étude des *Infections biliaires secondaires* aux obstructions mécaniques.

Dans le chapitre XV, sous le titre : complications de l'infection biliaire, je passe en revue les conséquences de l'émigration, plus ou moins lointaine, des agents infectieux en dehors des voies biliaires.

Le chapitre XVI, dont la matière est commune aux deux dernières parties, montre les récents progrès apportés par la chimie clinique dans la pénétration des processus pathologiques intimes du foie.

Le chapitre XVII donne, dans l'exposé des recherches de M. Netter, de nous-même, et de MM. Gilbert et Girode, le bilan de nos connaissances actuelles sur la bactériologie de la bile. Cet exposé est suivi d'un essai de groupement des espèces bactériennes constatées, fondé sur leurs affinités naturelles et les réactions histo-pathologiques qu'elles provoquent autour d'elles.

Au début de ce travail, j'expose les résultats auxquels je suis arrivé ; et, avant d'entrer en matière, je donne mes conclusions. C'est là une disposition contraire à l'ordonnance classique des thèses, mais conforme, en revanche, aux habitudes traditionnelles des lecteurs. Car, si le chapitre des conclusions est le dernier qu'on écrive au travail, c'est le premier qu'on recherche à la lecture.

CONCLUSIONS

La bile et les voies biliaires sont normalement aseptiques. Elles communiquent avec un milieu normalement infecté, le duodenum, dont le microbisme recèle, indépendamment des bactéries accidentelles qui peuvent s'y rencontrer, de nombreux agents pathogènes.

Il existe quatre voies possibles de l'infection hépatique, l'artérielle, la veineuse-porte, la lymphatique et la biliaire. L'infection des voies biliaires peut venir soit du sang, soit de l'intestin. Cette dernière provenance, surtout pour l'infection biliaire secondaire, est la plus vraisemblable.

On peut distinguer, dans les affections des voies biliaires, deux grands ordres de lésions : les lésions *mécaniques*, liées à l'*obstruction*, et les lésions *septiques* liées à l'*infection*. Ces deux ordres de lésions sont, le plus souvent, associés, et ont, l'un sur l'autre, une influence réciproque d'appel et de renforcement.

On peut donc distinguer les infections biliaires, en : *infections primitives*, qui apparaissent sans lésions mécaniques antérieures (ictères infectieux), et en *infections secondaires*, qui surviennent à titre de complications, dans le cours des obstructions mécaniques (angiocholites).

Les infections primitives (ictères infectieux) forment une famille pathologique sériée, fondée sur l'étiologie et la clinique, justiciable d'une description symptomatique générale commune.

On peut en distinguer trois formes, établies sur le degré d'intensité et les modalités d'expression clinique de l'infection : la légère, la moyenne et la grave. Dans l'évolution de chaque forme de l'infection biliaire, on peut distinguer quatre périodes : la période prodromique, la période d'invasion ou préictérique; la période d'état; la période de déclin, avec rechute possible. La convalescence est toujours lente.

L'ictère catarrhal prolongé représente la forme chronique de l'infection biliaire primitive : et il est possible d'incriminer l'infection biliaire dans l'étiologie de certaines cirrhoses hypertrophiques (cirrhoses infantiles).

Les infections générales graves, celles surtout qui portent leur action sur l'intestin (fièvre typhoïde), provoquent dans la sécrétion biliaire, des perversions (hypocholie) qui favorisent l'apparition d'une infection biliaire deutéropathique.

L'infection biliaire typhique peut être prise comme le type de ces infections secondaires aux pyrexies.

Les voies biliaires peuvent, au cours de la fièvre typhoïde, s'infecter par le *bacille d'Eberth-Gaffky,* et le *bacterium coli commune.* Cette infection peut être latente dans ses symptômes, ou, au contraire, déterminer de graves désordres du côté des voies biliaires; elle peut également survivre plusieurs mois à la fièvre typhoïde guérie, et devenir la cause, par le réveil du microbisme latent, d'accidents fébriles mortels, sur des voies biliaires dont la lithiase a déjà compromis la résistance.

Le typhus hépatique (Landouzy et Mathieu) est donc, au sens bactériologique, une expression littéralement exacte.

Les voies biliaires peuvent aussi s'infecter par le *streptocoque,* au cours de la dothiénentérie.

Le bilan anatomo-pathologique des infections biliaires primitives comprend une série de lésions qui, du simple catarrhe à la gangrène perforante, traduisent la variété des réactions histologiques répondant à la variété des agents pathogènes.

Les microbes ne suffisent pas, à eux seuls, à engendrer des lésions durables, dans les voies biliaires; l'expérience et la clinique démontrent la nécessité d'une altération antérieure de ces voies. C'est la combinaison de ces lésions antérieures du terrain et de la présence des bactéries, qui réalise, en pathologie biliaire comme en pathologie urinaire, l'infection secondaire du réseau excréteur.

Il existe, au début des lésions mécaniques, une période de rétention biliaire aseptique.

L'infection biliaire, moins fréquente et plus tardive dans les obstructions extrinsèques, complique surtout les obstructions intrinsèques, qui sont dues aux causes suivantes :

Les parasites, d'origine intestinale (helminthes) ou hépatique (vésicules hydatiques) ; le caractère bactérifère des premiers en fait les agents très infectieux d'une sorte de cathétérisme septique des voies biliaires, et le caractère traumatique des seconds en fait des agents d'appel de l'infection intestinale dans les canaux dilatés par leur migration ;

La *lithiase,* cause d'appel par excellence de l'infection biliaire secondaire ; qui, dans ce cas, est influencée dans sa marche par l'état de l'organisme, de l'organe biliaire, des calculs, les traumatismes, les infections générales ;

Le *cancer biliaire,* qui est aussi une cause d'appel de l'infection secondaire des voies.

Le principal symptôme des infections biliaires secondaires est la fièvre, dont les modalités (types nerveux, éphémère, intermittent, rémittent) constituent les diverses manifestations de l'infection sanguine d'origine biliaire.

La fièvre biliaire est à l'infection biliaire ce qu'est la fièvre urineuse à l'infection urinaire.

Au cours de l'infection sanguine d'origine biliaire, la *rate* peut être *infectée,* ainsi que le démontre la ponction de ce viscère.

L'infection biliaire peut s'accompagner *d'hypothermie* et se traduire par le syndrome de l'insuffisance hépatique.

L'infection biliaire secondaire apporte aux lésions mécaniques des modifications spécifiques de sa présence (lésions catarrhales, suppuratives, gangreneuses) qui aboutissent à l'ulcération et à la sclérose.

Cette infection peut déterminer des accidents qui résultent de son extension, hors des voies biliaires, aux organes voisins (complications locales), ou à l'organisme entier (complications générales).

Les *complications locales* comprennent l'infection du *foie* (abcès), de *l'appareil pleuro-pulmonaire; celle des kystes hydati-*

ques, qui sont un facteur d'appel et de gravité de l'infection biliaire; enfin, l'*infection péritonéale,* limitée ou généralisée.

Les *complications générales,* conséquence de l'infection sanguine, peuvent atteindre l'*endocarde* (Netter et Martha), les *méninges* (Josias), entraîner la *pyohémie.*

Dans les infections biliaires, les *constatations urologiques* sont utiles au diagnostic et indispensables au pronostic. Elles permettent d'estimer, approximativement, la capacité biochimique et la valeur fonctionnelle de la cellule hépatique.

L'histoire naturelle des infections biliaires, en l'absence de documents bactériologiques, est à faire. Les bactéries pathogènes, que nos examens personnels nous ont permis de constater dans les voies biliaires infectées, sont des *bacilles* et des *microcoques,* dont nous donnons la liste, et qu'on peut distinguer en plusieurs groupes naturels, suivant leurs effets pathologiques. Parmi les agents de l'infection biliaire, le *Bacterium coli commune* joue un rôle de première importance, qui s'explique par son siège intestinal, son extrême mobilité, sa tolérance biologique, sa longévité. Ce bacille semble jouer, dans l'infection des voies biliaires, un rôle analogue à celui que joue, dans l'infection des voies urinaires, la *bactérie pyogène.*

Les premiers résultats de nos recherches démontrent ce que le raisonnement permettait déjà de supposer :

Il n'y a pas *une* infection, mais *des* infections biliaires.

Dans les mêmes voies biliaires, cette infection peut être *monobactérienne* ou *polybactérienne.*

L'infection est, le plus souvent, d'*origine intestinale.*

Les recherches de l'avenir permettront sans doute d'établir entre la spécificité des bactéries et le mode de réaction clinique de l'organisme, des relations pathogéniques positives.

INTRODUCTION

Asepsie normale des cavités closes de l'organisme. — Asepsie des canaux glandulaires, opposée au microbisme du canal digestif. — Deux groupes d'organes cavitaires aseptiques, dans l'économie : 1º Les cavités aseptiques complètement fermées (vaisseaux sanguins et lymphatiques, séreuses). — 2º Les cavités aseptiques communiquant avec des cavités septiques (les voies biliaires et salivaires avec l'intestin, les voies urinaires avec les vóies génitales). — Les organes du second groupe sont exposés, par cette communication, à des infections ascendantes, d'emprunt. — Affinités pathologiques des voies biliaires et des voies urinaires. — L'infection de la glande biliaire, simple chapitre de la pathologie des infections glandulaires, est une étude riche de promesses.

S'il est, aujourd'hui, une vérité bien établie en médecine générale, depuis les travaux de Pasteur, c'est l'origine extérieure des infections organiques, et l'absence, à l'état normal, de germes dans l'intérieur des cavités closes de l'organisme sain. C'est aussi une notion banale, que celle de la présence, normale et constante, de bactéries, dans les organes exposés, directement ou indirectement, à l'air extérieur. Et l'on sait que le tube digestif, à cause de sa libre et constante communication avec l'air extérieur, et de conditions physico-chimiques de milieu particulièrement favorables à la vie des êtres inférieurs, représente, dans l'organisme, le terrain où cette flore parasitaire physiologique atteint son plus riche développement. Le rôle de la digestion chimique élémentaire est en partie dévolu à ces myriades de bactéries qui pullulent le long du canal alimentaire. Ces bactéries, qui sont les indispensables agents d'une fonction vitale, habitent les cavités digestives, sans nuire, dans les conditions de la vie normale, à la santé générale. Mais, parmi ces microorganismes, dont la plupart sont inoffensifs sur le terrain digestif, où ils vivent en commensaux utiles plutôt qu'en parasites dangereux, il en est quelques-uns, qui, transplantés sur un autre terrain, sont capables de manifester aussitôt des propriétés virulentes, nouvelles, et de devenir des microbes pathogènes redoutables. La clinique offre chaque jour des exemples bien nets de ces inversions totales de l'activité microbienne, liées aux transplantations des bactéries. Qu'un cathéter mal conduit crève la paroi de l'œsophage, une inoculation septique du tissu cellulaire du médiastin, ou d'un organe voisin, s'ensuit, qui détermine une suppuration rapide et fatale du territoire infecté. La moindre plaie pénétrante de l'intestin provoque, à moins d'adhérences antérieures, une inoculation de la séreuse péritonéale par les microbes intestinaux; et l'on sait quelle riche culture suit cet ensemencement, puisque souvent la rapidité de la mort ne laisse pas au péritoine le temps de la réaction phagocytaire suppurative, et qu'avant même que l'organe attaqué ait pu se défendre localement, l'organisme succombe à la résorption des produits toxiques sécrétés par les bactéries sur la séreuse.

Ces microbes ont donc révélé leur virulence en changeant de milieu; et, pour déployer leur activité pathogène, il leur a suffi, au sein de l'économie, d'un simple déplacement, du passage d'un organe à un autre. Dans l'intestin, ils vivaient en hôtes inoffensifs; hors de l'intestin, ils deviennent les agents d'infections redoutables; et, entre ces deux effets si contraires de l'activité microbienne, il n'y a que la simple épaisseur de la paroi intestinale. Une nécessité, de laquelle dépendent le salut ou la santé de l'organisme, ressort donc avec évidence de ces considérations : c'est que le tube digestif doit être un canal fermé dans ses parois, un système membraneux clos, qui n'offre point de lacunes anatomiques, par lesquelles puisse s'effectuer une contamination microbienne dans l'intérieur de l'organisme.

Or, il existe tout un système d'organes, qui, par ses dispositions anatomiques et les rapports de continuité qu'il affecte avec le tube digestif, semble contredire cette loi d'isolement et de séparation du canal alimentaire du reste de l'organisme. C'est le système des glandes digestives annexes. Les glandes salivaires, biliaire et pancréatique sont, par leurs canaux excréteurs, en continuité anatomique directe avec le canal alimentaire. Mais l'étude du développement montre que ces glandes sont avec le tube digestif en continuité embryologique plus étroite encore, puisqu'elles sont issues d'un bourgeonnement du feuillet intestinal, et qu'elles ne sont, en réalité, que des diverticules, ramifiés et différenciés, de l'intestin. Or, chaque appareil glandulaire représente un système, tubuleux ou acineux, ouvert dans l'intestin, mais clos de tout autre côté : par conséquent, le système cavitaire des glandes annexes fait partie intégrante du système cavitaire de l'appareil digestif; et, comme il est clos à sa périphérie, il ne saurait servir de voie d'échappement aux microbes du tube digestif, pour infecter l'organisme. L'ouverture des cavités glandulaires annexes dans l'intestin ne constitue donc pas une exception à la loi de séparation du tube digestif de l'organisme; elle ne fait que reculer dans l'économie les limites périphériques de la cavité digestive.

Cette continuité réelle, effective, entre les cavités glandulaires et la cavité digestive, qu'affirment l'embryologie, l'anatomie et la physiologie, cesse pourtant d'être vraie en pathologie infectieuse. En effet, il existe, à ce point de vue, entre les glandes et l'intestin, un contraste qui pose entre les deux cavités, au niveau même de l'abouchement de celle-là dans celle-ci, une barrière d'une importance majeure en pathologie, et de la plus haute signification médicale. Ce contraste est le suivant :

Le tube digestif est infecté, *septique;* le tube glandulaire qui s'y abouche est, au contraire, *aseptique ;* sauf une courte portion du canal excréteur, situé dans le voisinage immédiat de l'intestin (Duclaux, Netter), les voies glandulaires ne contiennent pas de microbes; et, puisé dans des conditions soigneusement aseptiques, leur produit d'excrétion (salive, bile, suc pancréatique) est bactériologiquement pur.

Voici donc une distinction capitale à établir entre le tube digestif et les canaux glandulaires qui sont en continuité directe avec lui. Plusieurs raisons, de divers ordres, expliquent cette différence fondamentale, qui existe, au point de vue microbien, entre la muqueuse digestive et les muqueuses glandulaires annexes; nous y reviendrons dans le chapitre suivant.

Les autres cavités closes, les autres systèmes de canaux fermés de l'organisme, sont aussi, à l'état normal, vierges de microbes et purs de germes extérieurs.

Ainsi, le système des vaisseaux sanguins et celui des canaux lymphatiques, qui, normalement, ne communiquent pas avec le milieu extérieur, sont normalement exempts de microbes. Considérons maintenant les voies urinaires : ces voies représentent un système de canaux, clos à l'état normal, mais s'abouchant, par intermittences, dans une cavité infectée. Des calices rénaux au sphincter médio-uréthral, ces voies sont pures de tout microbe : au contraire, en avant du sphincter médio-uréthral chez l'homme, du méat chez la femme, elles sont peuplées d'un grand nombre de microorganismes qui habitent normalement l'urèthre antérieur de l'homme et le vagin de la femme.

Il est facile de voir aussitôt la grande différence qui sépare, au point de vue des infections, les *systèmes cavitaires aseptiques toujours normalement fermés* (vaisseaux sanguins et lymphatiques, sinus veineux, cavités séreuses), des *systèmes cavitaires aseptiques habituellement clos* (canaux excréteurs des glandes digestives et urinaires), mais s'abouchant et *communiquant avec des cavités infectées*, dont les séparent des artifices anatomiques (valvules, sphincters) peu rigoureux, et dont la vertu est à la merci de la moindre des occasions pathologiques. Tandis que le premier système de cavités, protégé par une barrière membraneuse continue, est relativement à l'abri des infections extérieures ; le second est sans cesse en imminence de contamination, en danger d'inoculation, puisqu'il suffit d'un renversement de sens, dans la direction suivie par les humeurs, pour qu'un liquide septique, pénétrant dans les voies d'excrétion jusque-là stériles, en vienne contaminer la pureté précaire et mal défendue.

S'il suffisait de cette seule condition pour infecter les voies glandulaires, celles-ci seraient souvent, sinon toujours malades ; mais l'inoculation de hasard, dont l'occasion doit être fréquente, qui se produit alors, n'est pas suivie de résultat positif, parce que les microbes, transportés sur la muqueuse glandulaire, sont balayés et chassés vers l'intestin par le courant d'excrétion, ou tués sur

place par l'humeur glandulaire : la culture avorte donc dès son
début et le tube excréteur de la glande reste stérile. Ainsi s'explique
cette virginité microbienne permanente des gros canaux d'excrétion glandulaire, comme les voies biliaires, les conduits de Sténon,
de Warthon, de Wirsung, la vessie, les uretères. Au contraire,
qu'une cause, d'ordre pathologique général, altère la composition
chimique des humeurs glandulaires ; modifie, pour parler le lan-
gage de l'ancienne École, la crase humorale (cachexies, mauvais
état général, etc.) ; qu'une cause, d'ordre pathologique local, s'oppose au libre mouvement des liquides glandulaires et détermine la
dilatation des canaux excréteurs, la stagnation des humeurs sécrétées (lithiase, obstructions des voies), et la dystrophie des parois ;
alors, il suffira de la plus légère occasion, du moindre hasard,
pour que les voies glandulaires contaminées offrent à la culture
des microbes importés, des conditions favorables de vie et de développement ; et ainsi se produira l'infection des canaux excréteurs.
Il est facile de citer des exemples d'un pareil enchaînement de faits,
en rappelant les parotidites des fièvres graves, les cystites et
urétéro-pyélites des urinaires, etc.

Au même ordre pathologique appartiennent les faits que nous
allons grouper dans la description des infections biliaires.

Tout ce processus a été bien étudié par Albarran (1) dans l'appareil urinaire. Cet auteur, dans sa thèse, a bien montré le rôle pri-
mordial que joue l'infection ascendante dans l'étiologie des affections
de l'appareil excréteur de l'urine (vessie, uretères, bassinet, calices).
Il a établi les conditions premières et secondes de cette infection,
dont il a suivi le développement et montré les conséquences. Ces
infections urinaires ascendantes sont très fréquentes, à cause de la
fréquence même des altérations primitives, mécaniques, de l'appareil excréteur de l'urine, par les calculs, les rétrécissements uré-
thraux, l'hypertrophie prostatique, qui déterminent la rétention et
la stase urinaires, la dilatation des conduits, et, par suite, toute
une série de lésions organiques ; vient ensuite l'inoculation,
d'origine uréthrale ou vaginale, souvent d'origine instrumentale

---

(1) J. ALBARRAN. *Étude sur le rein des urinaires.* Th. París, 1889.

(cathéthers septiques); et l'infection, nouveau facteur, entre en jeu, envahit la vessie (cystite, fermentation urinaire, etc.), remonte par les uretères et va porter ses derniers coups jusque dans le rein.

Ce processus d'infection, dont la réalité et le mécanisme sont maintenant bien connus, pour les voies urinaires, grâce aux travaux de l'Ecole de Necker, est exactement applicable à la marche et à l'interprétation des choses, dans les voies biliaires. Dans leur ensemble, au point de vue de la pathologie générale, les deux appareils, biliaire et urinaire, sont comparables. Aux voies urinaires correspondent les voies biliaires; à la vessie, la vésicule; au rein, le foie. Les deux systèmes de canaux excréteurs sont chacun en continuité anatomique constante et en communication physiologique intermittente avec un canal septique : l'urèthre antérieur et le vagin, pour les voies urinaires, le duodenum pour les voies biliaires. A l'état normal, ces deux grandes voies d'excrétion sont vierges de bactéries; et, à l'état pathologique, peuvent être infectées.

D'étroits liens de parenté unissent encore, dans les mêmes considérations, aux yeux du pathologiste, ces deux réseaux d'excrétion. La lithiase leur est une affection commune, dans son étiologie, sa marche générale, ses principaux accidents, douloureux ou inflammatoires, dans ses grandes complications et ses conséquences mécaniques lointaines.

Les cavités qui servent de réservoirs et de voies de conduction à l'urine et à la bile, prêtent donc à des réflexions communes, et ces réflexions nous commandent, entre les deux systèmes, un rapprochement légitime et une comparaison féconde. Au même point de vue, quoique dans des proportions plus restreintes, ces considérations sont applicables au groupe des glandes salivaires et pancréatique. Même asepsie normale, même abouchement dans un canal septique, même possibilité occasionnelle d'infection ascendante. Seulement les occasions d'infection ascendante sont, dans ce groupe d'organes, plus rares, parce que les lésions antérieures qui préparent les canaux excréteurs à recevoir et à cultiver les microbes, sont elles-mêmes beaucoup plus rares. La lithiase et les obstructions d'un autre genre y sont exceptionnelles. Néanmoins, les parotidites des fièvres graves et des cachexies ne sont qu'un cas particulier de l'infection ascendante des parenchymes glandulaires, par des canaux excréteurs qui plongent à la source même de l'infection.

Nous avons montré, par ces quelques considérations préliminaires, sur quelles notions de pathologie générale reposait l'étude que nous avons entreprise. Nous avons essayé de donner, dans ce travail, une idée générale des infections, primitives et secondaires, de la glande biliaire; il y avait, dans cette étude, un travail bactériologique à peu près inabordé jusqu'ici, exception faite des premières recherches de M. Netter, et dont nous avons seulement commencé l'entreprise. Le même travail, poursuivi parallèlement à nous, par MM. Gilbert et Girode, a déjà donné à ces deux expérimentateurs des résultats dont nous sommes doublement heureux d'enrichir notre modeste contingent. D'abord parce qu'ils augmentent le nombre des faits probants d'infection biliaire, ensuite parce que le sens général de notre thèse reçoit une confirmation précieuse de l'autorité de ces deux collaborateurs.

Enfin, MM. Charrin et Roger viennent de publier un nouveau fait d'infection biliaire suppurée, due au *Bacterium coli commune*, et de reproduire expérimentalement chez l'animal cette angiocholite suppurée (1).

Le contingent de ces premiers résultats permet déjà de voir, dans la poursuite de cette idée, la promesse d'une riche récolte de faits intéressants, dont le groupement constituera peut-être un important chapitre de la pathologie hépatique de l'avenir.

---

(1) CHARRIN et ROGER. — Communic. à la *Soc. de Biologie*. 21 février 1891.
Ce travail était terminé, sous forme de mémoire de Concours, le 15 octobre 1890. Si j'ai pu l'enrichir des observations de MM. GILBERT et GIRODE, avant l'impression de ma thèse, je ne puis que mentionner les travaux ultérieurs, comme ceux de MM. CHARRIN et ROGER.

CHAPITRE PREMIER

Asepsie de la bile et des voies biliaires normales

La bile devant l'ancienne et la nouvelle médecine. — La bile contient-elle des microbes? — 1° *Faits expérimentaux*. — Examens lamellaires, cultures, inoculations, sous-cutanées et intra-séreuses, de bile. — Ouverture et résection de la vésicule biliaire, à canal cystique ouvert. — 2°*Faits cliniques.*—Rupture des voies biliaires. — Épanchements de bile dans le péritoine. —*Conclusion :* La bile normale est aseptique. — Raisons anatomiques et physiologiques de cette asepsie.

La bile est, de toutes les humeurs de l'économie, celle qui a toujours occupé la première place dans la pensée médicale. C'est autour d'elle que gravitait toute la pathologie galénique ; depuis, on la retrouve à chaque page de l'histoire de la médecine, et c'est à l'influence plusieurs fois séculaire de la bile, que nous devons le souvenir de systèmes de pathologie entièrement édifiés sur les changements de place ou de nature de la capricieuse humeur. Au XVII\ :e siècle, sous l'influence de la découverte des chylifères, on sait qu'elle fut un peu délaissée, au moment de la réaction qui se fit alors, dans l'esprit médical, contre le rôle du foie en pathologie. Maintenant, les théories positives de la médecine moderne, par un curieux retour aux conceptions de l'humorisme antique, ne se refusent pas à consacrer l'importance majéure, en physiologie et en pathologie, d'une sécrétion si remarquable par son abondance et sa complexité.

Aussi, la littérature médicale est-elle riche d'analyses et d'expériences, destinées à fixer la composition chimique et le rôle physiologique de la bile. Mais, en dépit de cette richesse de documents, la littérature de la bile est pauvre sur un point, dont la recherche d'ailleurs se dérobe à l'analyse chimique, et dont l'intérêt majeur, lié aux connaissances bactériologiques, ne peut être né que d'hier.

La bile, à l'état normal, contient-elle des microbes ?

Telle est la question, à la solution de laquelle sont également intéressées la physiologie et la pathologie de la digestion. Il ne s'agit même pas ici simplement de la solution d'un petit problème de physiologie organique locale : l'intérêt de la question est d'ordre plus élevé. La bile, en effet, n'est qu'une des humeurs que déverse, dans le canal alimentaire, le système des glandes digestives annexes ; la même question se pose donc aussi pour la salive et le suc pancréatique : il s'agit de savoir si les trois grandes humeurs digestives sont, à l'état normal, aseptiques ou microbiennes. C'est là une question de physiologie générale de la digestion, à laquelle la pathologie ne peut rester indifférente. Or, les découvertes microbiologiques ont quelque peu ébranlé le vieil édifice, aux apparences si simples, de la chimie de la digestion. Nous sommes aujourd'hui en possession d'une notion capitale, qui manquait à nos devanciers : nous savons que les parois du tube alimentaire sont, d'un bout à l'autre, tapissées de microbes innombrables et actifs, auxquels est dû, pour sa part la plus grande, le travail de la digestion. Ces microorganismes proviennent du dehors, du milieu extérieur : le tube digestif du fœtus ne contient pas de microbes ; mais, dès la naissance, il se contamine par les voies supérieures, la bouche et le pharynx ; et, par une progression descendante rapide, s'infecte dans sa totalité. Une fois réalisée, l'infection persiste, définitive, et se révèle, à l'examen bactériologique, telle que nous l'ont exposée les travaux de Vignal, Miller, Netter, etc. Dans cette longue cavité septique s'abouchent les canaux excréteurs des grosses glandes annexes de l'intestin. Ces canaux constituent des cavités, closes à leur extrémité périphérique représentée par l'épanouissement des acini sécréteurs, mais ouvertes à leur extrémité interne, au niveau de leur abouchement dans le tube digestif. Par cette extrémité, le système cavitaire des glandes annexes communique avec le milieu septique, infecté, du canal digestif, où pullulent normalement les microbes les plus divers.

Il est intéressant de savoir, à ce propos, ce que deviennent les microbes, hôtes habituels de la cavité digestive, au niveau de l'abouchement du canal excréteur glandulaire. Remontent-ils le long des parois de ce canal ? S'ils remontent dans la profondeur de la cavité glandulaire, dans quelles conditions de vitalité y végètent-ils, et où s'arrêtent leurs progrès ?

Or, le professeur Duclaux a fait à ce sujet une série de recherches et d'expériences, dont il a consigné le résultat général dans sa Chimie biologique : il est arrivé à conclure que les parenchymes glandulaires, c'est-à-dire les départements les plus reculés du système caniculé excréteur de la glande, sont exempts de germes, et demeurent stériles, dans de bonnes conditions d'expérimentation, à l'ensemencement dans divers milieux nutritifs. Le tube excréteur lui-même est exempt de microorganismes dans la plus grande partie de son parcours, et conserve cette virginité microbienne, jusqu'à une certaine distance de son abouchement dans la cavité digestive. Mais, sur une petite longueur, deux à trois centimètres environ à partir de la muqueuse digestive, le canal excréteur participe, dans une certaine mesure, à la septicité de cette muqueuse ; par conséquent, l'infection intestinale irradie par continuité dans la cavité glandulaire, normalement pure. Voici les conclusions textuelles du professeur Duclaux : « Les organes ne sont purs de germes que « s'ils ne renferment pas de canaux ayant été en libre communi-« cation avec l'intérieur de l'intestin, constamment peuplé, comme « on sait, des germes les plus divers. J'ai trouvé, par exemple, « dans le canal pancréatique d'un chien, et au moyen d'un simple « examen microscopique, des microbes adultes, jusqu'à plus de « $0^m,02$ du point où le canal vient déboucher dans l'intestin. L'en-« semencement de fragments du pancréas, pris au voisinage de cette « insertion, s'est montré fécond. Il fallait, pour trouver des frag-« ments privés de germes, les prendre vers l'extrémité de la glande. « Le foie, et surtout les glandes salivaires, m'ont présenté des faits « analogues. On voit, en résumé, qu'il n'y a à renfermer des « microbes que les portions des corps solides qui ont pu en recevoir « les germes de l'extérieur » (1).

Par conséquent, l'entrée seule du canal excréteur est infectée; et, au point de vue d'une discussion destinée à établir le régime biologique

______

(1) Duclaux. *Chimie biologique.* Germes dans l'Économie, p. 85.

général des cavités glandulaires, nous pouvons négliger cette infection d'emprunt, et l'opposer même à l'asepsie permanente des voies glandulaires plus reculées.

Or, si nombre d'analyses bactériologiques des humeurs ont été faites pour le sang, l'urine, la salive, il faut convenir que la bile n'a pas eu le même sort, et semble avoir été, sous ce rapport, quelque peu délaissée des bactériologues. Aussi avons-nous, à ce sujet, entrepris quelques recherches et quelques expériences, dont voici la substance résumée.

L'examen bactériologique d'un liquide comprend trois épreuves : l'examen lamellaire direct, les cultures, les inoculations.

Examen lamellaire. — Examinée sur lamelles, la bile fraîche et vivante, pour ainsi dire, aspirée de la vésicule biliaire sur l'animal laparotomisé, ou aussitôt après la mort, ne renferme aucun micro-organisme ; on y trouve des petites granulations pigmentaires d'inégal volume, de forme irrégulière, quelques débris de cellules épithéliales, quelques flocons muqueux amorphes. Lorsque la bile a séjourné quelques jours dans une ampoule close, ou une pipette stérilisée, elle fonce en couleur, et présente à l'examen microscopique des cristaux pailletés de cholestérine, et des flocons muqueux plus abondants et plus gros. Mais les microbes n'y sont pas visibles.

Cultures. — Lorsqu'on ensemence, en strie ou par piqûre, les divers milieux nutritifs usuels (gélose, gélatine, sérum) avec de la bile, aspirée directement de la vésicule, en pipettes stérilisées, et inoculée dans les conditions de l'asepsie la plus soigneuse, il est loisible de constater l'absolue stérilité des milieux ensemencés : il ne s'y développe rien, ni à la température ambiante, ni à l'étuve.

En additionnant du bouillon de bœuf peptonisé, salé et neutralisé, de gouttes de bile pure, recueillie sur le vivant, chez le chien, dans les mêmes conditions, on constate qu'il ne se développe dans le bouillon aucun trouble, aucun nuage, aucune opalescence. Le liquide garde sa parfaite transparence, et la seule modification qu'on y observe est la coloration jaune d'or que communique le pigment biliaire au liquide, surtout dans les couches inférieures du récipient.

En ajoutant au même bouillon une quantité de bile plus considérable, et graduée, dans des tubes jaugés, suivant les proportions ci-après : une même quantité totale de 5 cent. cubes de liquide en expérience est composée : dans le premier tube, de 1 cent. cube de bile pour 4 cent. cubes de bouillon; dans le second, de 2 cent. cubes de bile pour 3 cent. cubes de bouillon; dans le troisième, de 4 de bile pour 1 de bouillon; on obtient une série de mélanges, formant une échelle chromatique régulièrement graduée, qui demeurent stationnaires et indéfiniment stériles.

Par la méthode des plaques, sur agar ou gélatine, ou des tubes roulés, on n'obtient pas davantage de développement microbien : aucune colonie n'apparaît sur les milieux.

Inoculations. — Si l'on injecte dans le tissu cellulaire d'un cobaye, d'un lapin ou d'un chien, une certaine quantité de bile pure, directement recueillie par aspiration de la vésicule, à l'aide d'une seringue stérilisée, en ayant soin de n'injecter qu'une petite dose, proportionnée au poids de l'animal, pour éviter de produire localement un traumatisme physico-chimique trop brutal, on n'observe aucune suppuration, aucun signe d'inflammation phlegmoneuse, pas la moindre réaction septique. Le noyau d'induration circonscrite, que provoque généralement l'action de la bile injectée dans les tissus, ne tarde pas à s'effacer, et, en quelques jours, à disparaître.

Si on injecte, dans les mêmes conditions, un peu de bile dans la plèvre (1) ou le péritoine, on n'observe aucune réaction fébrile. Ces expériences confirment l'observation que le P\[r] Dastre faisait à la Société de Biologie (2), lorsqu'il disait que la bile, dans le péritoine ou dans les tissus, n'est pas, comme on l'avait jusqu'ici admis, une cause de mort.

Nous avons entrepris à ce sujet, en nous entourant des précautions antiseptiques les plus rigoureuses, des expériences assez démons-

(1) Dans une injection intra-pleurale pratiquée sur un cobaye, j'ai produit, par une faute opératoire, un pneumothorax ; l'animal, avec de la bile aseptique, et de l'air, dans sa cavité pleurale, a guéri néanmoins rapidement de ce *cholépneumothorax* artificiel.

(2) Séance du 15 mars 1890. Communication de M. Tuffier, sur l'action de l'urine aseptique (acide neutre ou alcaline) sur les tissus.

tratives (résection de la vésicule) et qui prouvent avec la dernière évidence l'immunité pour le péritoine du contact d'une bile aseptique (1).

Ces dernières expériences, d'injections intra-séreuses de bile, étaient d'ailleurs presque superflues; car la clinique nous fournit par elle-même des exemples encore plus instructifs à cet égard. Ce sont les cas d'épanchement de bile dans le péritoine : à la suite, soit de traumatismes portant sur la vésicule biliaire, soit de ruptures intra-péritonéales des voies biliaires par un kyste hydatique, ou un calcul.

Ces cas se divisent en deux catégories.

Dans une première série, les voies biliaires étaient antérieurement malades (lithiase, angiocholite, etc.) et alors les malades meurent, emportés par une péritonite suraiguë. Nous ne considérons pas, comme réalisant les conditions de l'expérience, les cas où la cavité péritonéale est préservée de l'irruption biliaire par des adhérences antérieures à la rupture des canaux. — Dans une seconde série, les voies biliaires étaient antérieurement saines, normales, et on n'observe, dans ces conditions, aucune réaction péritonitique (2). Alors même que l'écoulement de la bile dans la cavité séreuse continue, devient, pour ainsi dire chronique, il peut arriver que le péritoine ne se révolte pas, et supporte patiemment ce contact insolite. Les observations I, II, III et IV en font foi.

La première série de ces faits ne nous intéresse pas directement; puisqu'un élément nouveau, l'élément pathologique vient, dans ces cas, perturber les conditions de l'expérience, dont nous demandons la réalisation spontanée à la clinique, pour prouver l'asepsie de la bile physiologique. La seconde série, au contraire, rentre pleinement dans notre cadre, et constitue une collection d'expériences spontanées, où nous trouvons réunis tous les éléments intéressants du problème, y compris sa solution toute faite.

Lorsque les voies biliaires se rompent, dans l'immense majorité des cas, c'est qu'elles étaient, antérieurement à la rupture, malades, et, par conséquent, infectées. Aussi l'accident se juge-t-il, à moins

(1) Voir les Expériences.
(2) MARIUS MAUNY. *Etude sur les ruptures intrapéritonéales des kystes hydatiques du foie épanchements de liquide hydatique et de bile dans le péritoine).* (Thèse Paris, 1891).

d'adhérences préalables, par une infection péritonéale suraiguë mortelle. — Et l'ancienne médecine avait généralisé les funestes conséquences de l'accident, et en avait conclu que le contact de la bile était fatal pour le péritoine. Or, ce qui offense le péritoine, en pareille occurrence, ce n'est pas la bile ; c'est ce que la bile apporte avec elle sur la séreuse ; c'est-à-dire les agents pathogènes, auxquels l'effraction des cavités biliaires malades, et jusque là fermées, ouvre subitement l'entrée du péritoine. La péritonite septique qui s'ensuit est suraiguë, foudroyante : elle est, en effet, exactement assimilable à une péritonite par perforation intestinale : car, si la perforation porte sur les canaux biliaires, ceux-ci participent à la septicité de l'intestin, puisque c'est à lui qu'ils ont emprunté les microbes de leur infection (1).

Les faits d'ordre clinique corroborent donc la conclusion qui découlait déjà de l'expérience : la bile est, à l'état normal, aseptique ; elle peut, à l'état pathologique, devenir septique.

Pourquoi, communiquant avec la cavité digestive normalement septique, la cavité glandulaire reste-t-elle normalement aseptique ?

Plusieurs raisons, d'ordre différent, s'opposent, en l'état normal, à la contamination de la glande par l'intestin. En effet, un premier obstacle à l'infection du tube glandulaire par le tube digestif, réside dans le mode d'abouchement du premier dans le second : le tube excréteur s'abouche obliquement dans la cavité digestive, et ne s'ouvre dans celle-ci qu'après avoir parcouru, durant un certain trajet pariétal, l'épaisseur des tuniques musculaires du duodenum, dont la contraction efface sa lumière, ou, tout au moins, rétrécit son calibre : ce tube excréteur effectue son trajet intra-pariétal suivant une direction parallèle à l'axe du duodenum. Or, le cours de l'excrétion glandulaire étant parallèle à celui des matières en circulation dans l'intestin, et de même sens que lui, l'infection par le liquide intestinal ne peut se réaliser, qu'à la condition que les agents infectieux remontent, dans un sens contraire à sa direction naturelle, le courant de l'excrétion biliaire.

Un autre obstacle réside dans la disposition des tuniques musculaires intestinales, au niveau de la portion intrapariétale du

(1) ACHALME et COURTOIS-SUFFIT, *Gazette des Hôpitaux*, nov. 1890.

cholédoque. En effet, la couche musculaire du duodenum se ren-
force à ce niveau ; et, indépendamment du muscle duodénal, existe,
à l'entrée du cholédoque dans l'intestin, une couche musculaire de
fibres lisses, qui constitue à ce niveau un véritable sphincter.
R. Odi (1), qui a entrepris à ce sujet une série de recherches anatomiques, a constaté cette disposition, à laquelle il attribue un rôle
physiologique important : celui de régler l'écoulement périodique
de la bile dans l'intestin, et de prévenir la pénétration du contenu
intestinal dans les voies biliaires. Odi a constaté la même disposition anatomique à l'embouchure du canal de Wirsung. Ce sphincter, qui, au dire de l'expérimentateur italien, a échappé à l'attention du plus grand nombre des anatomistes, avait été vu par Glisson.

En outre, au niveau de son abouchement intestinal, le cholédoque se rétrécit, au point que, à l'état de repos, sa lumière est
effacée et sa cavité virtuelle. On peut donc dire que, si, au point
de vue anatomique, la communication des voies biliaires et de
l'intestin est constante ; au point de vue physiologique, elle est
intermittente.

Malgré ces obstacles, des microbes arrivent à franchir ces bar-
rières anatomiques et à remonter le courant physiologique de la
bile, puisqu'on en trouve quelques-uns (Duclaux, Netter) dans les
dernières portions du canal excréteur. Mais ces microbes ne vont
pas loin dans ce nouveau milieu : car ils sont dans une atmos-
phère qui ne semble guère leur convenir. Bufolini, plus récemment
Charrin et Roger (2), ont entrepris des expériences pour élucider le
rôle antiseptique de la bile, et sont arrivés à des conclusions qui
ne militent guère en faveur de ce rôle. Néanmoins des raisons,
d'ordre clinique, font supposer que cette humeur joue dans l'intestin un rôle plutôt antiseptique (fétidité des selles acholiques, etc.).
D'un autre côté, on connaît l'action antiseptique des sels biliaires
(tauro et glyco-cholates), qui retardent manifestement la putréfac-

---

(1) Ruggero Odi. Di una disposizione a sfinctere alla sboca del coledoco *(Lab. di
Fisiologia di Perugia, 1887.)*
(2) Charrin et Roger. — Note sur l'action antiseptique de la bile. *(Soc. de Biolog.,*
7 août 1886).

tion, d'après les expériences de Kossel et Limbourg (1), D'ailleurs le professeur Bouchard a, dans une série de recherches destinées à établir la toxicité des divers éléments constituants de la bile, reconnu aux sels biliaires, et surtout à la bilirubine, un pouvoir toxique élevé. Les conclusions de la thèse de M. G. de Bruin (2) concordent avec celles du professeur Bouchard, au sujet de la toxicité de la bilirubine. Par conséquent, la bile semble être, à l'état normal, un liquide peu favorable à la vie des bactéries.

C'est l'ensemble de ces raisons qui explique pourquoi, malgré la communication permanente des deux cavités, digestive et glandulaire, l'une est microbienne et l'autre aseptique ; et voilà comment l'on peut comprendre ce paradoxe biologique d'une telle différence de régime, au point de vue microbien, entre deux départements muqueux, que rapprochent si étroitement, une origine embryologique commune, une continuité anatomique directe, et un rôle physiologique solidaire.

(1) KOSSEL UND LIMBOURG. Les propriétés antiseptiques de la bile. (*Berliner klin. Wochenschrift*, 1888, n° 32, p. 654.)

(2) G. DE BRUIN. Recherches expérimentales sur la toxicité de la bilirubine. (Thèse Amsterdam. Juillet, 1889.)

CHAPITRE II

Microbisme du Duodenum

Contraste entre l'asepsie des voies biliaires et la septicité du duodénum. — Microbes normaux du duodenum. — Parmi ceux-ci, des bactéries pathogènes habitent l'ampoule de Vater et la dernière portion du canal cholédoque. — Possibilité de l'infection des voies biliaires par les microbes, habituels et accidentels, du duodenum.

La notion bien acquise de l'asepsie normale de la bile et du milieu biliaire prend plus d'intérêt encore, lorsqu'on lui oppose celle du microbisme normal de l'intestin. Il y a là une sorte de contraste physiologique, dont la méditation est assez suggestive, si l'on réfléchit que ce sont des variations, souvent légères, de l'état normal, qui créent les plus graves situations pathologiques.

En effet, si, dans le milieu duodénal, où s'abouchent les voies biliaires, végètent, à l'état normal, de si nombreuses bactéries, il est possible que, dans certaines conditions déterminées, quelques-unes de ces bactéries s'engagent dans les voies biliaires ; et si, parmi ces bactéries intestinales, il s'en rencontre de pathogènes, il est probable que des accidents morbides s'ensuivront du côté des voies biliaires infectées.

Il est donc d'un grand intérêt de passer en revue les bactéries de l'intestin, afin de départir à chacune d'elles le rôle pathogène qu'elle peut jouer, en cas d'infection biliaire d'origine intestinale. L'étude des microbes de l'intestin a fait l'objet de nombreux et remarquables travaux, parmi lesquels ceux de Miller (1), d'Escherich (2) et surtout ceux de W. Vignal (3), occupent la première place. Il résulte de ces travaux, que, parmi ces microbes, il en est un certain nombre qui appartiennent aux espèces pathogènes. Si

(1) MILLER. *Deutsche med. Wochenschrift*, 1885, p. 843.
(2) ESCHERICH. *Die Darmbakterien des Sauglings*, Stuttgart, 1886.
(3) VIGNAL. *Arch. de physiologie*, 1885-87.

l'on accorde, comme nous en avons exposé la vraisemblance théorique, et comme nous en démontrerons la réalité effective, la possibilité d'une infection biliaire ascendante par les bactéries intestinales, il est permis d'incriminer, comme agents responsables de cette infection, tous les microbes reconnus pathogènes dans la flore intestinale.

Mais il est sans contredit d'un intérêt plus direct de rechercher quels sont les microorganismes pathogènes immédiatement voisins des voies biliaires, et de borner son enquête aux espèces bactériennes habitant normalement la portion d'intestin qui est en continuité constante avec le cholédoque. Des travaux des bactériologistes, qui ont tenté de dénombrer et de décrire les microbes du tube digestif, ressort la notion générale d'une répartition un peu différente des espèces bactériennes, suivant les portions examinées du canal alimentaire. Ces différences de répartition portent sur le mode de groupement et la proportion réciproque des espèces suivant les régions, plutôt que sur la nature même de ces espèces. Ainsi, ce sont les premières portions du tube digestif, surtout la bouche, qu'habite le *leptothrix buccalis;* ce sont, au contraire, les derniers segments de ce canal, surtout le côlon, qu'habite le *Bacterium coli commune.* Pourtant, on rencontre ces deux espèces bactériennes dans toute la hauteur du canal alimentaire, mais dans des proportions très différentes.

Dans le dessein de me faire une idée suffisamment approximative de la flore spéciale au duodenum, j'ai recueilli, immédiatement après la mort (une demi-heure à deux heures après le décès), dans des pipettes stérilisées, le contenu du duodénum de deux sujets, morts d'affections tout à fait étrangères au tube digestif (pneumonie, affection aortique); j'ai pris ce suc intestinal, par raclage et aspiration, au voisinage de l'ampoule de Vater, et j'ai fait des cultures, sur plaques de gélatine-peptone, avec ce suc duodénal. Mon intention était d'augmenter le nombre de ces examens; mais j'ai eu connaissance d'un travail très consciencieux de Gessner (1) dont

(1) GESSNER. Ueber die Bakterien im Duodenum des Menschen. (Aus dem hygienishen Institut zu München). *Arch. für Hygiene.* Band IX, Heft 2. p. 128.

l'analyse a paru dans le *Centralblatt für Bakteriologie und Parasitenkunde* (VI Band, n° 4, 1889).

Gessner a étudié, au point de vue bactériologique, le contenu du duodenum humain normal, dans dix-huit cas, dans lesquels l'autopsie suivit de fort près la mort. Les conclusions de l'auteur sont les suivantes :

1° Le *Bacterium tholocideum*, dont les colonies poussent sur la gélatine en forme de clou. C'est un bacille court, ovalaire, qui coagule le lait stérilisé, en y déterminant une réaction acide, et se différencie du Bacterium lactis aerogenes, surtout par son pouvoir pathogène. En effet, injecté à des souris, en grande quantité, il est pathogène, et se multiplie dans le sang, où il s'entoure d'une auréole claire.

2° Le *Bacterium coli commune*, qui, quoique rare, en comparaison de sa fréquence dans les segments inférieurs de l'intestin, existe en permanence dans le duodénum.

3° et 4° Deux autres *bacilles*, dont un liquéfie la gélatine.

5° et 6° Deux *staphylocoques*, l'un jaune et l'autre jaune orangé, liquéfiant tous deux la gélatine.

7° Le *streptococcus pyogenes duodenalis*, très semblable, et d'après l'opinion de l'auteur, probablement identique au *streptococcus pyogenes* ordinaire. Ce streptocoque est pathogène pour les souris, mais avec une action différente, provoquant tantôt des processus érysipélateux, tantôt de la suppuration.

Dans les deux cas où j'ai examiné le contenu du duodenum, dont l'un surtout était favorable à l'observation de l'état normal (il s'agissait d'un jeune homme mort, en six heures, d'un œdème aigu du poumon, dans le cours d'une insuffisance aortique), j'ai obtenu des résultats concordant entre eux, et sensiblement comparables à ceux de Gessner, qui a, de plus, expérimenté le pouvoir pathogène des microbes qu'il a isolés. J'avais constaté la présence, chez les deux sujets que j'ai examinés, du bacterium coli commune, d'un streptocoque, d'un staphylocoque à cultures jaunes, et de plusieurs bacilles innominés, liquéfiant la gélatine.

Non seulement il existe des microorganismes pathogènes en permanence dans le duodenum, mais on sait, depuis les recherches du Prof. Duclaux (1), et de Netter (2), que les dernières portions du cholédoque contiennent des bactéries. M. Netter y a constaté un bacille court et le staphylocoque doré.

Les conclusions de ces recherches ont, au point de vue des infections biliaires, un réel intérêt. En effet, des microorganismes, qui habitent normalement le duodenum, plusieurs sont, en dehors de ce milieu, pathogènes, notamment le streptocoque pyogène, le bacterium coli, et les staphylocoques. En outre, comme il est certain que le contenu microbien du duodenum varie avec les aliments ingérés; et qu'avec ceux-ci peuvent entrer dans le tube digestif, et, par conséquent, se mettre, au moment de leur passage, en contact avec le cholédoque, d'autres microbes également nocifs, étrangers à la flore habituelle de l'intestin ; la porte reste par là ouverte à d'autres agents pathogènes venus de l'extérieur. Nous verrons que cette interprétation peut aider à l'explication de certaines épidémies en foyers d'ictères infectieux; en tous cas, c'est celle qui s'applique à l'infection des voies biliaires par le bacille typhique, comme nous le démontrerons.

Mais déjà, sans chercher au dehors, nous pouvons trouver, dans le microbisme normal du duodenum, les éléments suffisants d'infections biliaires multiples.

(1) DUCLAUX. *Chimie biologique.*
(2) NETTER. *Progrès médical,* 1886, p. 992.

CHAPITRE III

Voies de l'infection hépatique

Des migrations bactériennes, dans les infections des organes. Exemple tiré des voies suivies par l'infection, dans le rein des urinaires. Difficultés dans l'application de ces données au foie. *Les quatre voies de l'infection hépatique* : Lymphatique, artérielle, veineuse, biliaire. Les infections, d'origine lymphatique ou sanguine, sont précédées et primées, en général, par l'infection de l'organisme ou de l'intestin (Pyohémie, dysenterie, fièvre typhoïde, tuberculose). *Infection biliaire*. Sa double origine possible. Association ordinaire des processus pathogéniques.

Quatre voies sont ouvertes à l'infection, pour atteindre le foie : la voie lymphatique, la voie artérielle, la voie veineuse, la voie biliaire.

Dans la genèse des infections hépatiques, l'une ou l'autre, parfois plusieurs à la fois, de ces routes, s'ouvrent aux bactéries pathogènes pour gagner le lobule. Ce n'est point le hasard qui règle ce voyage, et l'on peut dire que chaque migration bactérienne a sa route tracée d'avance, par la nature spécifique et l'origine anatomique de l'infection. Dans la plupart des cas, les voies suivies par les agents pathogènes sont multiples; et l'on trouve, sur les coupes des tissus infectés, une répartition diffuse des bactéries, qui semble déjouer toute tentative de systématisation topographique de l'infection : et il en est ainsi souvent pour le foie, dont l'étude bactériologique est particulièrement ingrate et difficile.

Cependant, il est des cas qui se prêtent mieux à l'étude de la topographie microbienne; et, pour n'en citer qu'un exemple, l'infection urinaire, au niveau du rein, nous en offre toutes les variétés.

Rien n'est plus instructif, à cet égard, que l'inspection des coupes de rein, de la thèse d'Albarran (1). On y voit nettement les différences de répartition topographique des microbes : les bacilles infectent

(1) J. ALBARRAN. *Etude sur le rein des urinaires.* Th. Paris, 1889.

le rein des urinaires, tantôt par la voie sanguine, produisant alors
des embolies dans les artères glomérulaires ou les vaisseaux sus-
pyramidaux ; tantôt par la voie lymphatique, encombrant, autour
des tubes, les espaces lymphatiques ; tantôt par la voie urinaire,
et alors on les voit dans les tubes collecteurs, les canalicules urinifères, les tubes contournés.

Ces différences dans la topographie histologique des bactéries
sont liées surtout aux différences du point de départ de celles-ci.
L'infection rénale par les tubes urinaires est consécutive à un processus microbien *ascendant*, d'origine inférieure, urétérale, vési-
cale : l'infection rénale par les vaisseaux sanguins est consécutive à
un processus microbien *descendant*, d'origine périphérique. Ainsi
s'opposent, dans leur point de départ originel comme dans leur
point d'arrivée terminal, les processus infectieux intéressant un
même organe. Naturellement, dans un grand nombre de cas, la
diffusion des microbes s'opère sur place, et détermine une topographie mixte de l'infection dans les tissus. Néanmoins, l'étude des
cas où le microbisme affecte, comme dans ceux que nous avons
cités, une répartition systématique, est très instructive, au point de
vue des voies suivies par l'infection.

Peut-on appliquer au foie ces considérations de topographie bactérienne ? S'il en était ainsi, combien serait facilitée l'étude étiologique de ses lésions ! Malheureusement, à ce point de vue, le foie
n'est pas un organe aussi simple que le rein : son parenchyme
présente une intrication si complexe et si intime de canaux de
toutes sortes, que l'indépendance réciproque des systèmes vascu-
laires, au point de vue de l'infection, n'est guère possible que
pour les voies d'un certain calibre. Dans l'intimité du lobule, la
localisation des microbes, au milieu des désordres cellulaires secondaires, devient fort difficile. Aussi, cette division des néphrites
infectieuses, en descendantes et ascendantes, qui est si bien consacrée par l'anatomie pathologique, est-elle d'une application discu-
table à la pathologie du foie. D'autre part, le rôle considérable que
joue l'intoxication, dans la pathogénie des lésions parenchymateuses du foie, obscurcit encore, surtout dans les dégénérescences
avancées de l'organe, le mécanisme immédiat de l'infection.

Toutes ces réserves faites, on est autorisé à essayer cependant de faire, au moins théoriquement, la part respective des différentes voies, dans le transport des agents pathogènes au sein du parenchyme hépatique.

Or, la voie lymphatique et péritonéale, n'a pas dans la genèse des infections hépatiques, le rôle pathogénique prépondérant qu'elle a dans d'autres viscères. Car le principal foyer générateur des infections, pour le foie, est représenté par l'intestin : à ce point de vue, le foie peut même être considéré comme le ganglion de l'intestin ; or, le réseau lymphatique du foie est indépendant de celui de l'intestin ; le foie n'est pas sur le trajet de la circulation lymphatique en retour du canal alimentaire, et c'est aux ganglions du mésentère que les chylifères transportent les agents pathogènes puisés sur la muqueuse intestinale. Par la voie lymphatique périphérique, par le péritoine, l'infection peut pénétrer l'écorce du foie, dans les périhépatites aiguës et choniques ; mais ce ne sont là que des lésions accessoires, secondaires et limitées.

C'est, dans la grande majorité des cas, par la voie sanguine qu'arrivent au parenchyme du foie les microbes pathogènes. Par l'artère hépatique sont transportés dans la trame du foie les agents infectieux des septicémies ; c'est au niveau des artérioles et des capillaires sanguins du lobule que s'organisent d'abord les nodules infectieux, dont la forme suppurée constitue les petits abcès miliaires, et les collections purulentes métastatiques de la pyohémie.

Par la veine porte arrivent au tissu hépatique, les agents infectieux venus de l'intestin ; principalement lorsque les différents processus ulcératifs, d'origine microbienne, qui compromettent l'intégrité de l'épithélium intestinal, ont, par effraction vasculaire, ouvert aux microorganismes pathogènes les voies de la circulation porte. L'aboutissant de ces embolies septiques est le réseau veineux porte intra-hépatique. Ainsi naissent, dans la profondeur du foie, les collections purulentes consécutives aux lésions ulcéreuses de l'intestin : les abcès dysentériques offrent le type le plus classique de ces migrations bactériennes. Ces embolies septiques et pyogènes sont d'ailleurs d'une reproduction expérimentale facile.

Dans les cas où l'infection hépatique est réalisée par la voie artérielle, l'infection générale du sang précède et prime l'infection locale du foie qui n'est que secondaire, épiphénoménale et souvent négligeable. Ainsi, dans la pyohémie, la suppuration métastatique du foie est d'un mécanisme intéressant à élucider, mais d'un intérêt accessoire : ce n'est qu'une note dans le concert morbide.

Quand l'infection hépatique est réalisée par la voie veineuse, l'infection intestinale précède et, le plus souvent, prime l'infection du foie. Ainsi, dans la dysenterie et la fièvre typhoïde, les lésions hépatiques d'origine veineuse sont subordonnées aux lésions intestinales.

Dans la tuberculose, le foie peut être le siège d'une double infection sanguine : par la voie artérielle, si la tuberculose est aiguë, miliaire, généralisée par le sang ; en ce cas l'infection tuberculeuse détermine une éruption granulique, disséminée, intra-hépatique ; par la voie veineuse porte, si la tuberculose est chronique, ulcérative, et a provoqué dans l'intestin des lésions où les radicules veineuses mésaraïques puisent les bacilles qu'elles véhiculent jusqu'au foie ; en ce cas, l'infection tuberculeuse détermine une hépatite interstitielle, embryonnaire, subaiguë, périportale, suivie à la longue de lésions cirrhotiques secondaires et d'infiltration graisseuse périlobulaire (Hanot et Lauth). Mais, dans ces différents cas, l'infection bacillaire du foie, qu'elle se réalise par la voie artérielle ou la voie veineuse, n'est, en somme, que d'une importance secondaire, dans le tableau général de la tuberculose.

Au contraire, lorsque l'infection entre dans le foie par la voie biliaire, elle donne généralement lieu à une série de symptômes qui mettent aussitôt le médecin sur la voie d'une lésion hépatique dominante : sans contredit, les phénomènes généraux ne manquent point ; ils prennent même souvent le pas sur les autres ; mais la lésion biliaire est clairement la lésion directrice du syndrome clinique.

Ce sont ces cas, dans lesquels l'on est autorisé à dire, sinon que le foie s'est infecté par les voies biliaires, au moins que les voies biliaires sont le siège d'une infection, dont nous avons voulu essayer d'esquisser la synthèse. Aucune étude d'ensemble n'a jus-

qu'ici été tentée des infections biliaires : et personne n'a encore
pratiqué systématiquement l'examen bactériologique de la bile, au
cours des infections hépatiques ou générales. C'est autour de
quelques cas, observés dans d'excellentes conditions, d'infections
biliaires bien avérées, que nous avons groupé, dans une classification provisoire, les faits qui nous paraissent devoir rentrer dans la
même famille morbide.

Distinctes des infections sanguines du foie, les infections biliaires intéressent naturellement, dans l'intimité du parenchyme de
l'organe, à peu près le même territoire topographique, puisque c'est
dans l'espace porte que se concentrent les différentes voies de l'irri-
gation nutritive, fonctionnelle et excrétoire, du foie. En outre, les
infections, sanguine et biliaire, sont souvent associées entre elles
dans leur cause, et mélangées dans leurs effets. Citons comme
exemple la fièvre typhoïde, où le foie peut recevoir des produits
septiques, non seulement par la veine porte (ulcérations intestinales) et l'artère hépatique (infection du sang), mais encore par les
voies biliaires, qui participent, dans la dothiénentérie, comme nous
le démontrerons, à l'infection intestinale.

Enfin, l'infection biliaire peut se réaliser, soit par la voie intestinale, ainsi que, dans le chapitre précédent, nous l'avons montré ;
soit par la voie capillaire sanguine, ainsi qu'on est autorisé à le
supposer dans certains cas d'infection générale aiguë.

Par conséquent, les divisions schématiques, par lesquelles l'analyse étiologique prétend décomposer les processus pathogéniques,
ne sont, surtout en pathologie hépatique, que des conceptions
doctrinales, dont l'application, simple et isolée, est d'une rare
occasion.

Cependant, il ne faut pas prendre prétexte de la complexité
des choses réelles, pour repousser la simplicité des classifications
théoriques ; et, parce que la maladie combine et associe les effets
sur le même organe, se refuser à souscrire à une claire division
étiologique des voies et des causes de l'infection, qui s'applique
non seulement à la glande biliaire, mais encore à tous les appareils
glandulaires.

CHAPITRE IV

Division générale des infections biliaires

Deux ordres de lésions dans les voies biliaires : les lésions *mécaniques,* liées à l'obstruction ; les lésions *septiques,* liées à l'infection. — Influence réciproque et association ordinaire de ces deux ordres de lésions. — Ordre d'étude des infections biliaires. — Essai d'une classification provisoire.

Après les considérations précédentes sur le microbisme du duodenum et sur la possibilité, toujours imminente, d'une infection des voies biliaires, normalement aseptiques, il ne faut pas s'étonner de la fréquence d'un tel accident ; mais il reste à en déterminer le mécanisme prochain et les conditions nécessaires.

Un regard d'ensemble, jeté du point de vue où nous nous plaçons, sur la pathologie des voies biliaires, y fait bientôt reconnaître, malgré la diversité de cause, de nature et de marche, des lésions qu'on y rencontre, deux grands groupes d'affections, souvent associées ensemble d'ailleurs, mais dont le mécanisme initial diffère.

D'un côté, *les lésions mécaniques* d'obstruction (corps étrangers, calculs, compression des voies, par une tumeur extrinsèque ou intrinsèque).

De l'autre côté, les lésions inflammatoires, catarrhales ou suppurées ; c'est-à-dire *les lésions septiques* (angiocholites).

Qu'il s'agisse, en effet, d'une sténose, cicatricielle ou cancéreuse, ou d'une oblitération calculeuse, le résultat prochain est un obstacle au cours de la bile, une obstruction des voies d'excrétion : la lésion originelle, quelle qu'elle soit, a donc un effet mécanique.

Qu'il s'agisse, au contraire, d'une angiocholite, catarrhale ou suppurée, le résultat immédiat est une infection du réseau excréteur, une contamination microbienne : la lésion originelle, quelle que soit sa raison d'être, a donc un effet septique.

Par conséquent, de notre point de vue, les affections des voies biliaires se ramènent à l'obstruction ou à l'infection ; elles sont *mécaniques* ou *microbiennes*.

Mais la clinique nous enseigne que ces deux ordres de lésions sont, le plus souvent, associés et réunis sur les mêmes malades. Et l'enchaînement des choses est ici facile à saisir : car il existe une étroite et naturelle subordination entre les lésions mécaniques et les accidents infectieux. En effet, les premières précèdent les seconds, leur ouvrent la porte, les appellent, et favorisent leur développement; les seconds provoquent, s'ils se prolongent dans leur durée, l'apparition des premières, en engendrant des altérations chimiques de la bile, laquelle s'épaissit, se concrète et se précipite en calculs, qui deviennent les agents de lésions mécaniques secondaires à une infection.

L'ordre dans lequel s'impose l'étude des infections biliaires est donc celui même que suit la nature dans le cercle vicieux où tourne la pathologie biliaire. Nous distinguerons deux ordres d'infections biliaires.

Dans le premier ordre, l'infection biliaire est *primitive :* elle se produit sans lésion mécanique antérieure, sans vice d'excrétion préalable, sans cause d'appel anatomique, capable d'expliquer la contamination microbienne du cholédoque. Les infections biliaires primitives comprennent donc les infections des voies biliaires préalablement libres dans leur canalisation, et saines dans leur grosse structure anatomique.

Ces infections biliaires primitives sont *aiguës* ou *chroniques*.

Les infections aiguës sont elles-mêmes spontanées, *protopathiques*, survenant tout à coup, à titre de maladie indépendante et isolée ; ou, au contraire, elles sont provoquées, *dentéropathiques*, survenant dans le cours ou à la suite d'une maladie causale antérieure, à titre de complication surajoutée. Nous citerons comme type des premières, l'ictère catarrhal simple ; comme type des secondes, l'angiocholite de la fièvre typhoïde.

. Les infections primitives chroniques sont réalisées dans le groupe des ictères chroniques (ictère catarrhal prolongé, certaines formes de cirrhose hypertrophique).

Dans le second ordre, l'infection biliaire est *secondaire :* elle se produit à la suite d'une lésion mécanique antérieure, d'un vice d'excrétion préalable, provoqué par une altération anatomique qui explique l'appel de l'infection.

Les infections biliaires secondaires comprennent donc les infections des voies biliaires préalablement altérées dans leur canalisation et lésées dans leur structure anatomique.

Comme les primitives, les infections biliaires secondaires peuvent être *aiguës* ou *chroniques.*

Elles sont, dans leur étiologie générale, consécutives aux obstructions biliaires, de cause *intrinsèque* ou *extrinsèque.*

Les obstructions *intrinsèques* sont celles qui sont dues aux causes suivantes :

1° Enclavement de *corps étrangers,* issus, soit du foie (vésicules hydatiques), soit de l'intestin : ceux-ci sont ou inertes (pépins, noyaux) ou vivants (helminthes) ;

2° Présence de *calculs ;*

3° Existence *d'une lésion organique des parois* (cancer).

Les obstructions *extrinsèques* sont celles qui sont dues à la *compression* des voies biliaires par une *tumeur extérieure* à ces voies (cancer duodénal, pancréatique ; kyste hydatique de la face inférieure du foie, etc.), et qui réalisent, pour ainsi dire, en clinique, la ligature expérimentale du cholédoque.

Cette classification générale des infections biliaires, en infections primitives et secondaires, avec les divisions que nous y reconnaissons, se justifie, indépendamment d'autres raisons, par la différence des caractères que revêtent ces infections, non seulement dans leur étiologie, mais encore dans leurs lésions et leurs symptômes. Ainsi se trouve, au nom de la pathologie générale, réalisée une synthèse provisoire de toutes les infections biliaires ; et, cependant, demeure intacte et respectée, au nom de la clinique descriptive, l'analyse de l'expression symptomatique particulière à chacune de ces infections.

Dans le tableau suivant se trouve résumée la classification des infections biliaires :

INFECTIONS BILIAIRES			
PRIMITIVES	AIGUËS	{	*Spontanées, protopathiques.* (Série des ictères infectieux.)
		{	*Provoquées, deutéropathiques.* (Infections biliaires compliquant les infections générales.)
	CHRONIQUES		(Ictères chroniques.)
SECONDAIRES AIGUËS ET CHRONIQUES	OBSTRUCTIONS INTRINSÈQUES PAR	{	Corps étrangers. (Inertes et vivants.) Calculs. Cancer.
	OBSTRUCTIONS EXTRINSÈQUES PAR	{	Tumeurs du duodenum, du pancréas, du hile du foie, etc.

CHAPITRE V

Symptomatologie générale des infections biliaires primitives

A. Les infections biliaires primitives aiguës (Ictères infectieux) forment une *famille pathologique,* fondée sur l'*étiologie* et la *clinique.* — Description symptomatique générale. — Trois formes d'infections biliaires. — *Forme légère* (ictère catarrhal). — *Forme moyenne.* Variété polycholique, type à *rechute.* — Travaux de Lancereaux. Chauffard, Weil, Kelsch. Observations de Landouzy et de Mathieu. *Typhus hépatique.* — Démonstration de la possibilité bactériologique du typhus hépatique. — *Forme grave.* (Ictère grave). — L'infection biliaire primitive aiguë parcourt dans son évolution : Une période prodromique. — Une période d'*invasion* (stade *préictérique*). — Une période d'*état.* — Une période de *déclin* (rechute possible). Lenteur de la convalescence. — *B.* — *Infections biliaires primitives chroniques.* Ictère catarrhal prolongé. Hypothèse de la nature infectieuse des scléroses biliaires (cirrhoses infantiles, cirrhose hypertrophique biliaire).

Il faut entendre, sous le nom d'infections biliaires primitives, l'infection des voies biliaires préalablement libres dans leur canalisation et saines dans leur structure. Cette intégrité des voies biliaires ne doit pas être entendue au point de vue absolu, ni prise au pied de la lettre. Il n'est question ici que d'une intégrité relative de ces voies ; car l'infection biliaire la plus primitive reconnaît, dans son étiologie, des causes d'appel inhérentes, au moins en partie, à l'état antérieur des voies biliaires. Seulement, ces causes d'appel, contrairement au rôle qu'elles jouent dans le groupe des infections secondaires aux lésions mécaniques, sont, dans le groupe des infections que nous étudions dans ce chapitre, accessoires, contingentes et d'importance secondaire (1).

(1) Je ne veux pas entrer ici dans l'étude de l'épidémiologie des Ictères infectieux : d'abord, parce que cette revue étiologique nécessiterait de trop longs développements ; ensuite et surtout parce qu'on en trouvera les éléments et la discussion dans d'excellents travaux antérieurs, que je ne pourrais que répéter, et dont j'aime mieux citer les auteurs. En dehors des travaux antérieurs, de Landouzy et Mathieu, Chauffard, Lancereaux, etc., consulter : Kelsch. Nature de l'ictère catarrhal. *Rev. méd.,* août 1886. — Parmentier. L'ictère catarrhal d'après les travaux récents. *Gaz. des Hôp.,* 1887. — Longuet. *Semaine méd.,* 1888, p. 447. — Bernheim. Art. Ictère, Dict. encyclopéd., 1889. — Dreyfus-Brisac. *Gaz. hebd.,* 1889, n° 18, p. 441. — Rendu. Ictère infectieux. Leç. de clinique médic., t. II, 1890. — A. Pilliet. Les ictères infectieux bénins et la maladie de Weil. *Rev. crit., Progr. médical,* oct. 1890. — Girode. Quelques faits d'ictère infectieux, *Arch. de Médecine,* janv.-févr. 1891.

Ces infections biliaires primitives se traduisent cliniquement par un syndrome, l'ictère fébrile, classique, dont l'étude, primitivement fragmentée en plusieurs chapitres distincts de pathologie, tend à se condenser maintenant en une seule description générale, et dont il est temps aujourd'hui de parfaire, sous un titre univoque, la synthèse étiologique et clinique. Si nous avons choisi pour titre de cette synthèse descriptive celui d'*infections biliaires*, c'est que ce terme, suffisamment exact pour spécifier à la fois la nature et le siège du processus pathogénique, a l'avantage de ne rien préjuger du mécanisme intime des phénomènes, et qu'il est assez compréhensif pour embrasser tout le cadre des affections qu'il désigne. Il signifie que l'affection intéresse les voies biliaires, et qu'elle est de nature infectieuse. Avec les divisions que nous avons établies dans l'étude de ces infections biliaires, on peut grouper, dans la pathologie biliaire, autour d'un pivot étiologique commun, l'infection, les différents membres d'une même famille morbide.

Cette famille morbide pourrait porter, presque aussi légitimement que le nom d'infections biliaires, celui d'*ictères infectieux*, sous lequel M. Chauffard (1) a publié, sur le syndrome ictérique fébrile, une étude suivie d'un essai de classification des ictères aigus, sur lequel nous aurons à revenir. Néanmoins, comme l'ictère ne fait pas nécessairement partie du tableau morbide, dans tous les états infectieux des voies biliaires, il nous a paru préférable de donner au syndrome un nom plus général. Cependant, la première catégorie des infections biliaires, celle des infections primitives spontanées, n'est autre que la famille des ictères infectieux.

Cette famille pathologique est faite de tous ces cas, dans lesquels se groupe, autour du symptôme ictère, l'ensemble des signes d'une infection générale, parmi lesquels prédomine la fièvre à type continu rémittent, l'albuminurie, les troubles digestifs ; et, dans quelques cas, plus rares et plus graves, les troubles nerveux et les hémorrhagies.

Ces cas, en dehors de l'atrophie jaune aiguë du foie, sont dési-

---

(1) A. Chauffard. Des ictères infectieux bénins. *Semaine Médicale*, 24 juillet 1889, p. 246.

gnés, en nosographie courante, sous le nom d'ictère catarrhal, ictère saisonnier (vernal, automnal), ictère épidémique, ictère pseudo-grave (Grellety-Bosviel), ictère infectieux (A. Chauffard), fièvre ictérique (Lancereaux), maladie de Weil, typhus hépatique (Landouzy et Mathieu). Ces termes ne sont pas tous équivalents, et ont chacun une signification particulière, destinée à mettre en lumière un des côtés intéressants du syndrome, son caractère épidémique par exemple, son allure infectieuse, ses manifestations typhoïdes, etc. Mais, en réalité, cette riche synonymie désigne un état infectieux intéressant les voies biliaires, dont les différentes modalités cliniques sont l'expression de variations dans la quantité ou dans la nature des agents de l'infection causale. En outre, ici, comme en tout autre procès étiologique, doit entrer en ligne de compte la question du mode de réaction de l'organisme et celle de la qualité antérieure du terrain.

Le groupe des infections biliaires primitives, aiguës, s'étend de l'ictère fébrile le plus léger, le plus bénin, à l'ictère grave le plus fatal. La série des ictères est une chaîne dont tous les anneaux se tiennent, et, suivant les paroles de M. Chauffard : « En matière « d'ictère infectieux, depuis l'ictère catarrhal le plus simple, jus- « qu'à l'ictère grave le plus rapidement mortel, tous les intermé- « diaires existent. Toute coupe pratiquée parmi eux est plus ou « moins arbitraire. »

Le lien qui unit tous ces cas, que la clinique nous montre sous des aspects si variables, est le lien étiologique de l'infection. Cette infection varie dans sa nature, ses agents, sa dose, etc. : mais le fait d'établir une catégorie d'affections biliaires de nature infectieuse, suffit à autoriser une revue générale du groupe pathologique ainsi entrevu. Car il est une loi de pathologie générale, d'après laquelle, à un même ordre étiologique, quelque variés que soient les détails du mécanisme de la lésion, correspond sensiblement, quelque variées que soient les conditions du terrain qui réagit, un même ordre symptomatique. En vertu de cette loi, il est possible de retrouver, en clinique, des traits communs à tous les cas d'ictère infectieux, qui en établissent la filiation continue et la parenté.

A. — Infections biliaires primitives aiguës

Toute infection biliaire primitive se traduit par un syndrome, dont les traits généraux, toujours sensiblement les mêmes, se retrouvent, à l'état d'esquisse ou, au contraire, au maximum de leur éclat, chez tous les malades. Cette proposition est démontrée vraie par la clinique, souvent sur le même malade ; lorsque l'on voit, par exemple, l'ictère catarrhal le plus léger et le plus inoffensif en apparence, prendre soudain l'allure d'une infection grave, tuer le malade en quelques jours, et justifier ainsi l'aphorisme de Trousseau, qui a écrit de l'ictère : « On ne peut jamais dire quelle en « sera la terminaison (1) ».

Un exposé symptomatologique général de l'infection biliaire primitive n'est possible que si l'on établit tout d'abord, dans la longue série des ictères infectieux, par un procédé d'ailleurs purement artificiel, une division préliminaire.

Nous distinguerons, à ce dessein, trois grands groupes dans l'infection biliaire. Et nous fonderons le principe de notre division sur la notion du degré d'intensité de l'infection. Ce n'est donc pas, à proprement parler, une classification ; c'est plutôt un groupement des faits en série graduée, régulière, ordonnée suivant une formule de quantité.

L'infection biliaire primitive aiguë est *légère, moyenne* ou *grave.*

La *forme légère* est caractérisée, à son début, par un vague état de malaise, de fatigue, de courbature, auquel se joignent les signes d'un léger embarras gastro-intestinal : il y a de l'inappétence, la langue est saburrale, amère et pâteuse, et l'haleine est mauvaise ; il existe un peu de constipation. De plus, l'intelligence est paresseuse, et le sommeil difficile, inquiet.

Puis, à peu près en même temps que se développent ces prodromes, s'allume un léger mouvement fébrile (38° à 38°,5), surtout prononcé le soir. Cette fièvre donne la marque du caractère infectieux de la maladie.

Jusqu'à ce moment, l'ensemble des symptômes ne permet aucun diagnostic précis, et n'autorise à soupçonner qu'un état infectieux,

(1) Trousseau. *Cliniques.* T. III, p. 300,

dont les premières atteintes intéressent surtout l'appareil digestif. C'est la période *d'invasion* de la maladie, ou *période préictérique* de l'infection biliaire. La durée de cette période varie entre deux et six jours ; elle est généralement de trois à quatre jours. Au bout de ce temps, apparaissent, en effet, les premiers signes de l'ictère, qui se décèle d'abord par la coloration acajou des urines, puis la teinte jaunâtre des conjonctives, et s'accuse ensuite par l'ensemble de ses caractères classiques. Les jours suivants, cet ictère fonce et reflète, dans son intensité et sa durée, la vivacité et la ténacité du catarrhe local, générateur de l'obstruction momentanée des voies de l'excrétion biliaire. A la constipation des premiers jours, succède souvent un léger flux diarrhéique, non coloré, assez fétide, qui traduit l'augmentation temporaire de la septicité de l'intestin privé débile.

En même temps, le foie, qui, en certains cas, paraît légèrement augmenté de volume, est quelque peu sensible à la pression, surtout dans la région cystique.

L'ictère peut s'accompagner, naturellement, de symptômes accessoires, qui varient dans leur nature et leur intensité, suivant les cas et les terrains (prurit, bradycardie, etc.), et sur lesquels il est inutile d'insister.

En quelques jours, l'état fébrile disparaît, le malaise se dissipe, l'appétit renaît lentement, l'activité se réveille, et le malade est guéri de son infection, mais non pas encore de son ictère, conséquence mécanique secondaire du catarrhe biliaire provoqué par l'infection. Le pigment biliaire se résorbe en deux ou trois semaines, et la maladie est terminée.

Cette forme légère de l'infection biliaire, qui peut être, dans son expression, encore plus atténuée qu'il ne ressort de notre description, au point qu'elle peut même passer inaperçue, et mériter à peine le nom de maladie, correspond à l'ictère saisonnier, à l'ictère catarrhal, simple, léger, des auteurs ; à la variété catarrhale simple, des ictères infectieux aigus bénins de A. Chauffard.

La *forme moyenne* de l'infection biliaire se caractérise par l'exagération de tous les symptômes de la forme précédente, par l'apparition de phénomènes nouveaux, qui témoignent d'une atteinte plus profonde de l'organisme, et par quelques modalités qui distinguent l'évolution de la maladie.

Le début, rarement subit, est généralement assez rapide. Le malade est pris d'un état de lassitude, de courbature et de malaise, intenses : il souffre d'une violente céphalalgie ; puis apparaissent des frissons, petits et répétés, des étourdissements, de l'insomnie, des douleurs musculaires, à caractère contusif, siégeant surtout dans les mollets, des nausées et des vomissements, des épistaxis, des hématuries, du meloena, etc. (1) : rapidement se développe l'ensemble d'un état typhoïde manifeste, plus ou moins accentué.

Dès les premiers jours, la fièvre est vive (39°, 40°), elle affecte le type continu, rémittent, à exacerbations vespérales.

Telle est la *période préictérique* de la forme moyenne de l'infection : elle est plus courte, mais plus tumultueuse et plus fébrile que celle de la forme légère.

En effet, l'ictère, symptôme solennel, pour ainsi dire, de l'affection, puisqu'il la spécifie entre les états typhoïdes, marque par son apparition le début de la période d'état. Cet ictère apparaît du second au troisième jour de la maladie ; il fonce rapidement et s'accompagne de son cortège symptomatique habituel. On peut observer dans quelques cas, sur la peau, l'apparition d'exanthèmes érythémato-papuleux, fugaces, parfois purpuriques ; la desquamation a été signalée dans un cas par M. Rendu. Les urines sont rares et bilieuses ; l'albuminurie est constante (2). Les matières fécales, colorées les premiers jours, se décolorent vers le troisième et le quatrième jour (Lancereaux) ; il existe, le plus souvent, une diarrhée fétide. Dans d'autres cas, les matières, au lieu d'être décolorées, sont et restent nettement bilieuses, et semblent contenir sinon plus de bile, au moins plus de pigment biliaire qu'à l'état normal : elles ont l'aspect de la purée d'oseille. Ces cas appartiennent à la *variété polycholique* des ictères infectieux aigus de Chauffard.

Nous avons insisté sur la vivacité et la précocité relative de la

---

(1) RAYMOND. — Contribution à l'étude des Ictères graves hémorrhagiques se terminant par la guérison. *Rev. méd.*, 1881.

(2) Voyez le chapitre Urologie.

fièvre, et indiqué le type qu'elle affecte. Il est fort difficile, suivant la juste remarque de M. Lancereaux (1), de donner une formule thermique constante de cette fièvre, comme celle de la pneumonié ou des fièvres éruptives. En général, la température descend, par échelons graduels, jusqu'à la normale, qu'elle atteint vers le milieu du second septénaire : au bout de ce temps, l'apyrexie persiste, et la maladie évolue régulièrement vers la guérison ; ou il se produit une nouvelle ascension de la température, une recrudescence fébrile, qui est contemporaine, d'ailleurs, d'une reprise des symptômes, et traduit une véritable *rechute*. La durée de cette rechute, d'ailleurs variable, est généralement comprise entre six et dix jours. De nouvelles exacerbations fébriles peuvent accidenter le cours de la convalescence, qui est toujours longue et traînante. C'est donc une *fièvre à rechute*.

Le foie, douloureux à la pression, déborde les fausses côtes de un à trois travers de doigt.

La rate est toujours notablement augmentée de volume.

Nous verrons plus loin que l'augmentation de volume de la rate est liée à l'infection bactérienne de ce viscère (infection staphylococcique, dans nos observations). M. Mathieu (2), dans une intéressante histoire d'ictère fébrile à rechute, insiste avec raison sur la persistance de la mégalosplénie dans l'intervalle apyrétique interposé entre les deux poussées fébriles, et conclut en disant qu'il faut surveiller la rate, car la maladie n'a terminé son évolution que lorsque cet organe revient à ses dimensions normales.

La durée totale du cycle morbide varie : elle est notablement allongée par l'extrême lenteur de la convalescence, qui, marquée par un état permanent d'amaigrissement, de flaccidité musculaire, de faiblesse et d'inappétence, traîne ainsi pendant plusieurs semaines.

La guérison est la terminaison ordinaire de cette forme moyenne ; cependant la mort, dans certains cas, peut s'ensuivre, au milieu de

---

(1) E. Lancereaux. — Des ictères graves et des hépatites parenchymateuses (*Revue de Médecine*, 1882. Leçons de la Pitié.)

(2) A. Mathieu. Un cas d'ictère fébrile à rechute. *Gazette des Hôpitaux*, 27 janvier 1891.

l'exagération des symptômes infectieux, et du tableau clinique des formes malignes du typhus abdominal (cas de Nauwerck (1), Brodowski et Dunin (2), Wassilieff (3). On voit que cette forme se distingue de la précédente par l'exagération générale de tous les symptômes, le caractère à rechute du cycle fébrile, l'albuminurie, les hémorrhagies et l'augmentation de volume de la rate.

Cette forme correspond à la fièvre ictérique de Lancereaux, au typhus hépatique de Landouzy et Mathieu, à l'ictère infectieux aigu à rechute de Chauffard, etc., etc.

C'est cette forme, à laquelle le professeur Weil, (Heidelberg-Dorpat) a consacré, en 1886, un très intéressant mémoire (4), fondé sur quatre observations, dans lequel l'auteur a insisté sur la rechute fébrile, qui s'était produite trois fois sur les quatre cas observés, sur l'intumescence de la rate et la néphrite aiguë.

Le mémoire de Weil attira l'attention médicale sur ce syndrome ictérique fébrile, manifestement infectieux, que l'auteur qualifiait de *maladie infectieuse aiguë particulière*. Le syndrome fut baptisé, par Goldschmidt, du nom de son parrain, comme c'est l'habitude en Allemagne, et conquit, sous le nom de « *maladie de Weil* », dans la nosographie, une place plus nouvelle en apparence qu'en réalité.

En effet, sans parler de la remarquable observation (ictère pseudo-grave) prise par M. Bouchard et rapportée par mon maître, M. Brouardel, dans son mémoire sur l'urée et le foie, et qui représente la première observation, en date (1876), d'une maladie de Weil proprement dite, avec rechute ; sans parler des observations de Grellety-Bosviel (5), il suffit de lire le remarquable mémoire de M. Lancereaux (6) pour se convaincre que le médecin

(1) Nauwerck. Zur Kenntniss des fieberhaften Gelbsucht (*Münchener med. Wochenschrift*. 1888, n° 35.)

(2) Brodowski et Dunin (Choroba zakazma Weil'a). Une observation de la maladie infectieuse de Weil, avec issue mortelle. *Gazeta Lekarska*. 1888, n° 37. Varsovie.

(3) Wassilieff. (St-Pétersbourg). Ueber infectiosen Ikterus (*Wiener Klinik*, 1889, 3, n° 9.)

(4) A. Weil. (Heidelberg). Ueber eine eigenthümliche mit Milztumor, Icterus und Nephritis einhergehende acute Infections Krankeit (*Deutsch. Arch. für Klinische Medicin*, 1886. Band XXXIV p. 209.

(5) Grellety-Bosviel. De l'*ictère pseudo-grave*. Th. Paris, 1873.

(6) Lancereaux, Loc. cit. *Rev. de Médecine*, 1882.

de l'Hôtel-Dieu avait décrit, six ans avant le professeur de Heidelberg, sous le nom fort judicieux de fièvre ictérique, la maladie dite de Weil : tous les grands caractères du syndrome sont, dans la leçon de Lancereaux, observés et décrits, notamment la rechute fébrile, l'intumescence du foie et de la rate, et l'albuminurie.

Un an après, M. Landouzy (1) publiait deux cas analogues, sous le nom de typhus hépatique. Enfin, en 1886, dans une note dont l'auteur allemand ne paraît pas avoir eu connaissance, M. Mathieu (2) publie la relation d'un cas semblable, avec rechute. Dès 1885, M. A. Chauffard (3) donnait, dans la *Revue de Médecine*, l'étude sur l'ictère catarrhal par laquelle il inaugurait la série de ses travaux sur les ictères infectieux. Kelsch (4), en 1886, s'attachait à démontrer l'origine extrinsèque de l'infection ictérique.

L'énumération de cette série de travaux, auxquels il convient d'ajouter ceux de Arnould et Coyne (5), de Dat (6), de Rondot (7) est suffisante pour démontrer que les auteurs français, pénétrés depuis longtemps de la nature générale et infectieuse de certains ictères, avaient précédé les pathologistes allemands dans la conception dont le mémoire de Weil a signalé l'éveil dans la littérature germanique. En effet, après la publication du mémoire de Weil, il a surgi en Allemagne un grand nombre de travaux où différents auteurs ont publié des observations d'ictère fébrile dont la relation est détaillée dans le travail de Hennig (8) et la thèse de Timowski (9). La plupart de ces observations, d'ailleurs, n'ont qu'une assez lointaine analogie avec les quatre cas décrits par le professeur de Heidelberg; et cette lecture n'est pas faite pour débrouiller le chaos

(1) Landouzy. Typhus hépatique. *Gaz. des Hôpitaux.* 1883, p. 841 et 903.

(2) A. Mathieu. Typhus hépatique bénin, rechute, guérison, (*Revue de Médecine*, 1886).

(3) A. Chauffard. Contribution à l'étude de l'Ictère catarrhal (*Revue de Médecine*, 1886.)

(4) Kelsch. De la nature de l'Ictère catarrhal (*Revue de Médecine*, 1886, p. 657).

(5) Arnould et Coyne. Mémoire sur une épidémie d'ictère grave observée à Lille. *Gaz. méd. de Paris*, 1878.

(6) Dat. Des *formes légères de l'ictère infectieux.* Th. Paris, 1883.

(7) Rondot. Les ictères graves sporadiques curables. Gaz. hebd. des *Soc. méd. de Bordeaux.* Octobre 1884.

(8) A. Hennig. Ueber epidemischen Ikterus, 1890 *(Volkmann's Sammlung).*

(9) Timowski. De l'ictère infectieux fébrile. Th. Paris, 1889.

descriptif des ictères infectieux, et en faire ressortir la notion d'une entité morbide digne d'être isolée et spécifiée.

Le premier cas, analogue à ceux de Weil, qui ait été publié en Allemagne, est celui dont Goldschmidt (1) (de Nürnberg), a donné l'observation dans le même journal que Weil. Le cas de Goldschmidt est un cas typique d'ictère infectieux aigu, à rechute (forme moyenne, à rechute, de l'infection biliaire primitive aiguë). — En dehors de quatre observations (sur sept, contenues dans son mémoire) qui appartiennent à Hueber (2), où la rechute a été observée, et d'un cas de Roth (3), (de Bomberg) où la rechute fébrile, d'ailleurs légère, s'est produite un mois environ après le début de la maladie, les autres observations relatées en Allemagne ne renferment plus d'exemples d'ictère à rechute. Ce sont des cas d'infection biliaire aiguë, primitive, à formes différentes, comme ceux que rapporte Wagner (4), qui représentent deux exemples typiques d'ictères infectieux aigus (forme moyenne de l'infection primitive); celui de Hermann Vierordt (5) (de Tübingen), qui traite d'une malade soignée en 1881, à la clinique du professeur Liebermeister; ce cas appartient donc à la catégorie des observations rétrospectives dont le travail de Weil a suscité la publication. Citons encore ceux de Fiedler (6) (de Dresden), qui, sur treize observations, a fait une assez bonne étude d'ensemble sur l'ictère infectieux, qu'il sépare de la fièvre typhoïde; de Kirchner (7), de Haas (8), de Prague, de Patella (9), de Pavie, de Weiss (10), de Prague, de Mazzotti (11), de Bologne, de Stirl (12), etc., etc.

(1) GOLDSCHMIDT. Ein Beitrag zur neuen Infectionskrankheit Weil's. *(Deutsches Archiv. fur klinische Medicin.* 1886.) Band XL, p. 238.

(2) HUEBER. Die neue Infections krankheit in der Armee (*Ulmer deutsche militärarztliche Zeitschrift,* 1888.

(3) ROTH. Ein Beitrag zur neuen Infectionskrankheit Weil's (*Deutsches Arch. fur klinische Medicin),* 1886, Band XL, p. 314.

(4) WAGNER. Zwei Fälle von fieberhaften Icterus (*Deutsches Arch. fur Klinische Medicin.* 1886. Band XL p. 621.

(5) H. VIERORDT. (in Tubingen). Ein Beitrag zur fieberhaft. Gelbsucht (Weil'sche Krankheit, 1889. Wien. *Internation, Klinische Rundschau.*

(6) FIEDLER. zur Weil'schen Krankheit *(Deutsches. Arch. f. Klinische Medecin.* Band XLII p. 261.

(7) KIRCHNER (de Breslau). Deutsch. milit. Zeitschrift. 1888, n° 193.

(8) HAAS (de Prague). Prager medin. Wochenschrift, 1887, n° 39, p. 327.

(9) PATELLA. Congr. med. int. de Rome, 1888.

(10) WEISS. *Wiener Klin. Wochenschrift.* Soc. méd. allem. de Prague. 25 oct. 1889.

(11) MAZZOTTI. Observ. clin. sur l'ictère dit infectieux. Bologne, 1889.

(12) STIRL. *Deutsch. med. Wochenschrift,* 1889, n° 39.

Par conséquent, le nombre des cas de syndrome de Weil est fort pauvre dans les publications allemandes. Au contraire, dans notre pays, la littérature médicale abonde en observations, bien recueillies, de cette forme d'infection biliaire. Celles que nous avons citées, sont antérieures au mémoire de Weil. Depuis, un assez grand nombre d'autres cas ont été publiés (1). Mais le type de la maladie dite de Weil a été vu et décrit avant Weil, par Mathieu, qui en a fixé l'espèce pathologique, dans une observation qui est un modèle du genre. Mathieu fait suivre son observation de commentaires remarquables, qui contiennent en eux toute la théorie pathogénique des infections biliaires, dans les lignes suivantes : « Il « faut évidemment admettre la possibilité de l'ascension d'agents « pathogènes de l'intestin dans les voies biliaires, et leur pénétration « ultérieure dans la circulation générale ; de même, les bactéries de « la suppuration peuvent remonter par les uretères, de la vessie « vers les bassinets, les calices et les tubes urinifères. »

De plus, Mathieu se demande quel est l'agent pathogène en cause dans cette infection biliaire à forme typhoïde qu'il a observée ; et, dans une hypothèse ingénieuse, suppose que l'on peut admettre en ce cas une sorte de fièvre typhoïde à localisation hépatique, une localisation et une évolution anormales de la fièvre typhoïde. Diverses objections, tirées de l'absence de symptômes spécifiques de la dothiénentérie, ne permettant pas d'assimiler l'agent animé de cette infection biliaire à celui de la fièvre typhoïde, Mathieu tend à admettre l'intervention d'autres parasites, dans la genèse de l'ictère infectieux à rechute.

De la lecture du court travail de Mathieu, ressort tout d'abord, avec évidence, la notion de la priorité de l'auteur français sur l'auteur allemand, et la nécessité, si l'on tient à donner au syndrome infectieux biliaire à rechute le nom de son légitime parrain, de l'appeler la *maladie de Mathieu*. Ensuite, si l'on médite le terme choisi par Landouzy et Mathieu, de *typhus hépatique* pour désigner certains états infectieux biliaires, il est impossible de ne

(10) SÉSARY (d'Alger). Un cas de maladie de Weil. *Revue de Médecine* (1890, juin).— DUCAMP. Une petite épidémie d'ictère infectieux. *(Ibid.)*. — A. MATHIEU. Un cas d'ictère fébrile à rechute. *Gazette des Hôpitaux*, janvier 1891.

pas le rapprocher du résultat des examens bactériologiques de quelques-unes de nos observations, où la constatation du bacille typhique dans les voies biliaires nous permet de considérer comme possible la nature typhique, au sens exact et spécifique du mot, de ces syndromes infectieux biliaires, qui revêtent parfois si fidèlement l'aspect clinique de la fièvre typhoïde, et semblent aussi relever, dans certains cas, d'une étiologie semblable. Ainsi, le terme de typhus hépatique, qui, dans la pensée de MM. Landouzy et Mathieu, n'avait qu'une signification clinique, emprunte à la bactériologie une justesse, d'ordre étiologique, inattendue ; et, en admettant même que les recherches futures démontrent que dans les cas d'infection biliaire, analogues au syndrome à rechute décrit par Mathieu et Weil, les bactéries pathogènes ne sont pas celles de la dothiénentérie, le résultat de nos recherches personnelles aurait toujours réussi à prouver expérimentalement l'existence d'une infection biliaire (infection typhique) qui ne saurait porter de meilleur nom que celui de *typhus hépatique.*

Cette démonstration bactériologique donne un intérêt nouveau et prête un appoint inattendu à la thèse soutenue par Pfuhl (d'Altona) (1) et Longuet (2) qui assimilent certains ictères infectieux à la forme abortive de la fièvre typhoïde. En tous cas, elle révèle une localisation possible de l'infection typhique, dans laquelle il faut peut-être chercher l'explication de bien des ictères typhoïdes.

La *forme grave* de l'infection biliaire aiguë se caractérise par l'exagération des symptômes nerveux et hémorrhagiques de la forme précédente; par la rapidité, parfois foudroyante, de son évolution ; l'extrême gravité de son pronostic, et le caractère diffus et profond de ses lésions hépatiques, qui lui ont valu la désignation anatomique d'*atrophie jaune aiguë du foie.* (Rokitansky, 1843.)

Cette forme correspond à l'ictère grave essentiel d'Ozanam et de Genouville, l'ictère typhoïde de Lebert, l'ictère pernicieux de Wunderlich, l'ictère hémorrhagique essentiel de Monneret, l'ictère fatal, l'ictère malin, etc.

---

(1) Pfuhl (Altona). *Deutsche milit. Zeitschrift,* 1888. Heft 9, n° 10, p. 385.
(2) Longuet. — *Semaine médicale,* 1888. Loc. cit.

Nous n'exposerons pas les symptômes de l'ictère grave : la description clinique de l'affection n'est plus à faire. Disons seulement, que, dans cette forme grave de l'infection biliaire, comme dans les autres, existe, avant la période de l'ictère, une phase préictérique constante, souvent longue, dont la durée varie, et dont le caractère général se résume dans un état typhoïde progressif. Souvent, pendant cette période d'invasion, le diagnostic de fièvre typhoïde est pleinement justifié, jusqu'au moment où l'ictère et les hémorrhagies imposent, par leur apparition, celui d'ictère grave. De nombreuses observations établissent une insensible transition entre l'ictère grave et les formes précédentes de l'infection biliaire, souvent sur les mêmes malades, qui passent de l'une des deux premières à la troisième.

Cette grave infection peut apparaître, à titre d'affection isolée, indépendante de toute lésion antérieure du foie, offrant alors le type de l'ictère grave essentiel (infection primitive); ou, au contraire, elle vient terminer une affection hépatique antérieure (cirrhose, lithiase, cancer) et constitue alors le groupe des ictères graves secondaires. Dans les deux cas, c'est toujours un processus infectieux, suraigu, dont l'atteinte est mortelle pour la cellule hépatique.

Telles sont, rapidement esquissées dans leurs grandes lignes, les principales formes cliniques que peut revêtir l'infection biliaire primitive aiguë. On voit que l'on peut, sans forcer la nature des choses, les encadrer dans une étude d'ensemble, que domine la notion étiologique de l'infection. Cette infection, comme la variété des cas cliniques l'indique, doit reconnaître plusieurs agents possibles : le résultat de nos examens bactériologiques nous impose d'ailleurs la notion de la pluralité des infections biliaires. Néanmoins, l'étude clinique des formes ordinaires des ictères infectieux (infections biliaires primitives aiguës) permet de reconnaître dans leur évolution chronologique : une période prodromique, faite de troubles généraux : une période d'invasion, ou période préictérique, dans laquelle s'accentuent les troubles généraux, apparaît la fièvre, et domine l'état gastrique; une période d'état, où l'ictère, ajouté aux autres symptômes, spécifie la nature de l'affection, en indiquant le siège anatomique de la lésion dominante; et enfin une période de déclin, qui, dans la forme à rechute, est accidentée d'une recrudescence momentanée des symptômes.

Cette rechute est un fait bien particulier : en joignant le dernier cas d'ictère fébrile publié par M. Mathieu (1) aux 84 cas de la thèse de M. Timowski, on obtient 20 cas de rechute sur 85 cas d'ictère fébrile. Aussi M. Mathieu, frappé de l'importance de la rechute, tente-t-il de l'expliquer en supposant que la première poussée fébrile correspond à l'atteinte morbide portée au foie par l'infection biliaire ; et que la seconde poussée (rechute) traduit la réaction de l'organisme, touché à son tour par l'infection, insuffisamment arrêtée par le foie. A la première poussée fébrile répond l'ictère biliphéique, de cause locale, de la première période de la maladie; à la seconde, répond l'ictère hémaphéique, de cause générale, de la rechute (Mathieu). Cette hypothèse ingénieuse s'accorde bien avec le rôle dévolu au foie en pathologie générale, et semble de plus corroborée par ce fait que la rechute n'appartient qu'aux formes sérieuses de l'infection biliaire.

La maladie se termine par une période de convalescence longue et traînante, pendant laquelle s'efface l'ictère, et qui trahit, par sa lenteur, le caractère général et profond de l'atteinte portée à l'organisme.

B. — INFECTIONS BILIAIRES PRIMITIVES CHRONIQUES

Les infections biliaires ne sont pas toujours aiguës dans leur forme, et éphémères dans leur durée. — Elles revêtent parfois une allure subaiguë ou chronique, et se prolongent dans une évolution dont la durée devient indéterminée.

L'ictère catarrhal ordinaire (forme légère de l'infection biliaire aiguë) se juge habituellement en une dizaine de jours dans ses symptômes infectieux (fièvre, état général), et en un mois au plus, dans ses conséquences mécaniques locales (ictère). — Mais, parfois, l'ictère se prolonge et dure plusieurs mois ; en pareille occurrence, la maladie procède par poussées subaiguës successives ; et, sur une

(1) A. MATHIEU. Un cas d'ictère fébrile à rechute. *Gaz. des Hôpitaux*, 27 janvier 1891.

échelle chronologique de plusieurs mois, l'affection se déroule avec des oscillations, dont elle offre d'ailleurs souvent des exemples ébauchés dans sa forme aiguë et temporaire. L'ictère, qui s'éclaircit et fonce tour à tour, offre dans sa teinte des variations quantitatives qui se succèdent à de brefs intervalles, et chaque poussée ictérique est marquée par une poussée fébrile qui la précède immédiatement. Dans ces formes, la rate est grosse, le foie augmente de volume; et chaque poussée de fièvre ictérique le laisse un peu plus gros que la précédente. Ce sont là des formes chroniques de l'infection biliaire, signalées par Niemeyer (1) et Frerichs (2), étudiées en France pour la première fois par le professeur Dieulafoy (3) et qui ne diffèrent de l'ictère catarrhal ordinaire que par la longue durée du symptôme ictère, l'hypertrophie plus considérable et plus durable du foie et de la rate. -- Le diagnostic de l'ictère catarrhal prolongé est fort difficile, et n'est guère possible que par exclusion (4). Il faut éliminer toutes les causes d'obstruction biliaire chronique, secondaire à une lésion mécanique; en d'autres termes, le diagnostic se pose entre l'infection biliaire chronique primitive, et l'infection biliaire chronique secondaire; celle-ci relevant des calculs, des corps étrangers et des tumeurs qui peuvent se compliquer d'une infection des voies biliaires comprimées. — Le diagnostic se fera, la plupart du temps, par l'évolution de l'ictère : au bout d'un temps fort variable, parfois extrêmement long, le cours de la bile se rétablit, l'ictère disparaît, et le malade guérit. — Mais parfois l'évolution du processus aboutit à une autre terminaison. L'ictère ne s'éclaircit pas définitivement, l'augmentation de volume du foie et de la rate ne subit point de retrait sensible. La fièvre, qui avait marqué le début et les poussées successives de l'infection biliaire, a cessé; et dans une apyrexie, à peine entrecoupée de quelques mouvements fébriles, s'établit lentement le syndrome de la cirrhose biliaire hypertrophique, caractérisé par un ictère chronique, l'augmentation de volume du foie et de la rate, et des

(1) Niemeyer. *Path. interne.* T. I, p. 850.
(2) Frerichs. *Loc. cit.*
(3) Dieulafoy. *Semaine médicale,* 11 juillet 1888.
(4) Herzenstein. *Cont. à l'étude de l'ictère catarrhal,* Th. Paris, 1890.

troubles digestifs variés. —. Cet ensemble symptomatique est
d'ailleurs conciliable avec une santé générale assez satisfaisante.

En présence de ces faits, de l'analogie symptomatique qui existe
entre la cirrhose hypertrophique biliaire commune, dont le début
est spontané et l'étiologie directe insaisissable, et la cirrhose hypertrophique secondaire aux obstructions biliaires, dans lesquels
l'élément infectieux joue un rôle certain ; en présence des poussées
fébriles qui marquent les étapes de la lésion et de l'hypertrophie
chronique de la rate, qui peut être rapprochée de l'hypertrophie
aiguë de ce viscère dans les infections biliaires aiguës (ictères
infectieux), on est amené à se demander si l'étiologie de la cirrhose
hypertrophique biliaire ne ressortit point à l'infection biliaire
chronique. Le développement d'une telle lésion nécessite certainement l'entrée en jeu de plusieurs facteurs ; mais nous croyons qu'on
ne s'est pas assez attaché jusqu'à présent, dans l'enquête étiologique, à la recherche de l'infection. Il est certain que l'ensemble
clinique de la cirrhose hypertrophique biliaire commune ne
contredit pas l'hypothèse d'une infection biliaire, subaiguë d'abord,
ou d'emblée chronique, persistante, et sujette, dans son évolution,
à des recrudescences temporaires, marquées par de légères poussées
fébriles, l'augmentation de volume du foie et de la rate, l'exagération de l'ictère. A la longue, le travail irritatif, dont le réseau
biliaire est le siège, engendre de l'angiocholite et de la périangiocholite chroniques, dont l'infiltration embryonnaire péricanaliculaire traduit, sur les coupes, la nature et le siège, aux premiers
stades de la lésion. Il est permis de penser, d'après les faits d'ictère
catarrhal prolongé, et de cirrhoses hypertrophiques guéries, que,
si l'infection ne récidive pas, et si le terrain hépatique est de bonne
composition, la lésion inflammatoire peut rétrocéder : mais, si
l'infection se répète, si. surtout le malade est, de par ses tendances
héréditaires (artério-sclérose), ou ses tares acquises (intoxications,
éthylisme), prédisposé aux réactions scléreuses, un lent travail de
sclérose s'organisera, dans le parenchyme hépatique, autour des
voies irritées ; et la lésion histologique, systématique, comme le
processus infectieux lui-même, dans sa topographie anatomique,

traduira et la cause première (infection primitive), et la cause seconde (sclérose secondaire), et le siège (voies biliaires) de la maladie.

Les lésions et les symptômes de la cirrhose hypertrophique biliaire ne sont pas inconciliables avec l'hypothèse de l'étiologie infectieuse du syndrome établi par M. Hanot. En effet, l'intégrité des gros canaux vecteurs et l'hypertrophie permanente et progressive du foie sont, avec la polycholie, les gros caractères distinctifs de ce syndrome dans le groupe des cirrhoses biliaires (1). Mais l'infection peut déterminer cette localisation anatomique, si elle se cantonne dans les radicules biliaires et si, par sa présence, elle provoque une irritation chronique de la glande sécrétante, et cette sorte de diabète biliaire, terme par lequel Schachmann propose de désigner la maladie, isolée et individualisée par son maître Hanot dans le groupe des cirrhoses.

L'hypothèse de l'origine infectieuse de la cirrhose hypertrophique trouve des arguments d'ordre clinique dans la pathologie infantile. En effet, les cas jusqu'ici publiés sont aujourd'hui assez nombreux, de cirrhose infantile. Or, à part quelques cas, tout à fait exceptionnels, on ne peut invoquer chez eux l'étiologie banale des cirrhoses d'adultes (alcoolisme, impaludisme, syphilis acquise, artério-sclérose). Le terrain hépatique est, chez les enfants, le plus souvent, vierge de ces tares antérieures, si fréquentes chez les adultes. En revanche, on trouve, dans la courte hérédité personnelle des enfants atteints de cirrhose biliaire avec ictère chronique, des antécédents infectieux, souvent récents, et qui semblent avoir été la cause déterminante du développement de l'hépatite interstitielle biliaire. Les fièvres éruptives, surtout la rougeole et la scarlatine, engendrent, en effet, une angiocholite et une périangiocholite subaiguë des petits canaux (Friedrichs, Wagner, Weigert) avec néoformation abondante de canalicules biliaires. Laure et Honorat (2) ont, dans un intéressant mémoire, apporté à la description de ces lésions la confirmation de leur observation personnelle.

---

(1) SCHACHMANN. *Contribution à l'étude d'une forme de cirrhose hypertrophique du foie, avec ictère chronique.* Th. Paris, 1887.
(2) LAURE et HONORAT. Etude sur la cirrhose infantile. *Revue des Maladies de l'enfance.* Mars 1887.

Il semble donc que de l'étude de ces faits on puisse conclure à la possibilité d'une étiologie infectieuse de la cirrhose hyperthrophique chez les enfants.

La cirrhose hypertrophique constituerait, si son étiologie infectieuse était démontrée possible, une variété de sclérose septique viscérale, conséquence organique, d'ailleurs logique, de l'infection biliaire chronique, sur un foie prédisposé.

Certaines observations d'ailleurs démontrent la possibilité de cirrhoses hypertrophiques biliaires à marche rapide, et dont l'allure clinique est celle d'hépatites infectieuses aiguës (1). Ce sont des cas où l'anatomie pathologique dit : cirrhose hypertrophique, et où la clinique avait reconnu l'ictère grave.

On s'est jusqu'à présent attaché à l'étude histopathologique des cirrhoses, et le résultat des recherches poursuivies dans ce sens a été d'approfondir et de multiplier nos connaissances relatives à l'anatomie pathologique du foie. Mais il est juste de dire que, si les notions que nous possédons sur la topographie des lésions sont, en matière de pathologie hépatique assez précises, il n'en est pas de même de nos connaissances étiologiques, qui nous laissent assez souvent, surtout devant la cirrhose hypertrophique biliaire, incapables de remonter aux causes de la lésion. Peut-être, en face de ces lacunes de l'étiologie, est-on autorisé à placer quelque espérance dans une enquête bactériologique, jusqu'ici négligée, et qu'il serait intéressant d'instituer, à propos de la cirrhose hypertrophique biliaire.

(1) L. GALLIARD. — Note sur deux cas d'Ictère grave. *Rev. Méd.*, 1881.

CHAPITRE VI

Infections biliaires primitives deutéropathiques

Définition. — Fréquence, état parfois latent de ces infections. — Recherches de
Louis. Expériences. — Hypocholie des pyrexies. — Conditions pathogéniques immédiates de ces infections deutéropathiques : la virulence du milieu organique
augmente, la résistance du milieu biliaire diminue. — Les infections à prédominance intestinale. Fièvre typhoïde.

Il faut entendre sous ce nom les infections biliaires aiguës qui surviennent dans le cours ou à la suite des maladies générales infectieuses aiguës, telles, par exemple, que les fièvres éruptives. Dans
ces cas, l'infection biliaire est préparée par l'adultération physico-
chimique du milieu biliaire, et réalisée par la contamination microbienne de ce milieu. Cette contamination est monobactérienne ou
polybactérienne, et elle relève, soit de la bactérie spécifique de
l'infection causale, soit de bactéries non spécifiques, d'origine
intestinale, immigrées dans les voies biliaires à la faveur de la
maladie primitive.

L'infection biliaire aiguë secondaire aux infections générales
n'est pas rare. Il suffit de citer l'angiocholite typhoïde, pour en
donner un exemple classique. Mais cette infection doit être encore
plus fréquente qu'on ne le croit, car elle peut exister, sans se
révéler cliniquement par aucun symptôme, notamment sans ictère ;
nous en donnerons la démonstration bactériologique. Ces cas
d'*infection biliaire latente*, qui, au premier abord, semblent
dépourvus de tout intérêt, peuvent avoir, dans la suite de l'existence des malades, des conséquences locales de la plus haute
gravité. Par conséquent, elles ne doivent pas être négligées au
point de vue du pronostic ultérieur. Et, au point de vue de la
pathologie biliaire, elles comportent un enseignement de la plus
haute portée, puisqu'on peut saisir, dans ces infections biliaires

latentes des maladies générales, la cause première, si souvent
mystérieuse, des processus pathologiques, à lente évolution, tels
que la lithiase ou la cirrhose biliaires. C'est peut-être, en effet,
dans cet ordre étiologique qu'on doit chercher l'origine de pareilles
lésions.

La maladie générale aiguë ouvre les voies biliaires à l'infection,
par l'altération physico-chimique qu'elle provoque dans la bile et
ses canaux vecteurs.

Les voies biliaires, mises ainsi en état de moindre résistance, se
laissent envahir par les bactéries. On connaît peu la nature exacte
des altérations de la bile, dans les maladies infectieuses. L'ancien
humorisme attachait une grosse importance aux modifications
de la bile dans les pyrexies, puisqu'il y voyait la cause soit
de la maladie même, soit de la forme revêtue par la maladie :
mais il n'y a presque rien à prendre dans le chaos descriptif,
dépourvu de toute notion chimique, que nous a légué à ce sujet
l'ancienne médecine.

Louis (1), qui a recherché systématiquement les modifications de
la bile et de l'appareil biliaire, chez les sujets morts de maladies
aiguës, est arrivé à des résultats intéressants. Tout d'abord, il a
remarqué que les altérations biliaires des sujets morts d'affections
aiguës, non typhoïdes, ne diffèrent pas sensiblement de celles que
provoque la fièvre typhoïde. Seulement « les altérations de la bile
« et de la vésicule biliaire sont beaucoup plus fréquentes dans le
« cours de l'affection typhoïde que dans celui des autres maladies
« aiguës ».

Conforme à la rigoureuse discipline de son esprit scientifique, Louis
ne se demande même pas la raison de ce fait, qu'on peut trouver, à
notre avis, dans la communauté embryologique de la glande
biliaire et de l'intestin, qui explique la communauté pathologique
de ces organes dans la fièvre typhoïde. Le bacille typhique, en
passant de l'intestin dans les voies biliaires, change bien de milieu
chimique, mais il ne change pas de milieu blastodermique.

Les modifications physico-chimiques de la bile, dans la fièvre

(1) P. Ch. A. Louis. *Recherches sur la gastro-entérite.* Paris, 1779, p. 310.

typhoïde, sont, comme Louis l'a fort bien remarqué, des plus variables. — Nous y reviendrons plus loin. — Qu'il nous suffise d'insister ici sur leur fréquence.

Dans un travail intéressant, Pisenti (1) a entrepris l'étude des modifications de la sécrétion biliaire pendant la fièvre ; et il est arrivé aux conclusions suivantes :

La sécrétion biliaire est diminuée de 1/3 à 1/2 sur sa quantité normale pendant la fièvre, que celle-ci soit d'origine septique ou d'origine calorique (provoquée par l'échauffement artificiel de l'animal). La diminution porte sur l'eau et les matériaux solides, si la fièvre est septique. Elle porte seulement sur l'eau (et les matériaux solides augmentent alors), si la fièvre est calorique.

Pendant la fièvre septique, le mucus augmente.

La fièvre fonce la couleur de la bile.

Les variations de la bile dues à la fièvre sont plus longues à disparaître après la fièvre septique qu'après la fièvre calorique.

Ainsi, la fièvre détermine l'*acholie*, c'est-à-dire un trouble de la sécrétion biliaire (2), ou plutôt de l'*hypocholie* ; et, si la fièvre est d'origine septique, cette hypocholie portant à la fois sur les éléments liquides et solides de l'humeur, est due, non à une résorption secondaire de la portion liquide de la bile, mais à une altération sécrétoire.

La sécrétion de la bile diminue donc au moment où les germes infectieux peuvent envahir les voies biliaires. Il y a là une coïncidence favorable à l'infection biliaire, et l'étiologie des infections biliaires aiguës secondaires aux pyrexies, semble se résumer dans cette double condition : d'un côté, augmentation de la virulence de l'organisme ; de l'autre, diminution de la résistance normale du milieu biliaire.

Dans les maladies fébriles aiguës, à lésions intestinales prédominantes, comme la fièvre typhoïde, à l'infection générale de l'organisme s'ajoute l'infection digestive, qui constitue, pour les

---

(1) Pisenti. Ueber die Veränderungen der Gallenabsunderung während des Fiebers (*Arch. f. experiment. Pathologie und Pharmak.*) Band XXI. Heft 4. p. 219. 1886.
(2) V. Hanot. Contribution à l'étude de l'Acholie. *Arch. de Médecine,* janvier 1885.

voies biliaires, une source d'infection prochaine de plus. Aussi prendrons-nous comme type de l'infection biliaire aiguë deutéro-pathique, l'infection biliaire typhique. Nous avons d'ailleurs eu l'occasion, dans l'étude que nous en avons faite, de la sur-prendre au moment même de sa production; et, sur un autre, malade, de la constater à une époque déjà éloignée de son début, et dans des conditions qui démontrent la persistante longévité et la gravité d'action de l'agent pathogène.

CHAPITRE VII

Infection typhique des voies biliaires

Vraisemblance de l'infection biliaire par le bacille typhique. — *Démonstration expérimentale* de cette infection. — L'infection biliaire peut, à l'état latent, survivre plusieurs mois à la fièvre typhoïde. — Longévité du bacille. Tolérance de l'organisme. — Réveil du *microbisme latent*. Conséquences. — Agents (bacilles d'Eberth et d'Escherich) et origine intestinale probable de l'infection biliaire des typhiques. — *Symptômes*. — Infection latente. — Angiocholite, cholécystite typhoïde. Perforation. — Ictère dans la fièvre typhoïde, non nécessaire dans l'infection. — *Fièvre typhoïde et ictère grave*. — *Fièvre typhoïde et lithiase.* Relations pathogéniques mutuelles. — Typhus hépatique.

L'application des données précédentes à la fièvre typhoïde rend bien vraisemblable la possibilité de l'infection des voies biliaires par le bacille pathogène de la dothiénentérie. Cette hypothèse, qu'autorisait l'induction théorique, manquait cependant de la sanction des faits. C'était là une lacune qui n'existe plus : car, en donnant à la théorie la confirmation de l'expérience, nous l'avons comblée. De leur côté, MM. Gilbert et Girode, en trouvant le bacille typhique dans une angiocholite suppurée, ont élargi encore le cadre de cette infection.

Les résultats de l'examen bactériologique complet (lamelles, cultures, inoculations) de la bile, aspirée, en pipettes stérilisées, une demi-heure après la mort, de la vésicule du sujet de l'observation VII démontrent la présence, à l'état de pureté, dans la bile d'un typhique, d'un bacille ayant tous les caractères morphologiques, biologiques et expérimentaux, du bacille d'Eberth-Gaffky. La mort du malade a eu lieu au seizième jour de la fièvre : s'il est impossible de fixer la date précise à laquelle s'est effectuée l'entrée du microbe dans les voies biliaires, on peut, en revanche, dans les conditions où la bile a été recueillie, affirmer qu'il n'y a pas eu ici de migration bactérienne *post mortem*, et que l'infection avait été réalisée pendant la vie du malade. A cet égard, d'ailleurs, l'observation IX où la bile, infectée par le bacille typhique, a été recueillie par moi sur le vivant, est une preuve péremptoire de l'infection *ante mortem*. Cette infection était récente (Obs. VII), et nous l'avons surprise à ses débuts ; aussi n'existait-il aucune lésion appréciable des voies biliaires, aucune altération de la bile qui était abondante, fluide, transparente, limpide, et d'une belle couleur jaune-ambrée.

Si cette constatation était restée isolée, elle n'aurait eu qu'un intérêt bien restreint, et d'ordre purement bactériologique. En effet, elle nous donne la notion de l'existence de l'infection biliaire par le bacille typhique ; mais cette infection est-elle, dans tous les cas de fièvre typhoïde, constante, nécessaire ? Quelle est l'évolution de cette infection ; quelle en est la durée, quelles en sont les conséquences possibles ?

Ce sont là autant de questions que fait naturellement surgir la constatation du parasite de la fièvre typhoïde dans les voies biliaires. Pour répondre à ces questions, il faudrait disposer des résultats de toute une série d'examens bactériologiques de la bile fraîche, recueillie immédiatement après la mort des sujets. Cette recherche n'a pas encore été faite. Nous ne disposons personnellement que de trois cas, où l'examen technique, d'ailleurs, a été pratiqué dans les meilleures conditions. A ces cas, il faut en ajouter un quatrième, rapporté par MM. Gilbert et Girode (1), qui ont constaté la présence du bacille typhique dans le pus d'une cholécystite typhoïde. Et ce petit nombre d'examens permet déjà de formuler des conclusions positives d'un réel intérêt et d'une portée générale assez grande.

En effet, à cette première notion de la réalité de l'infection typhique des voies biliaires, nous pouvons, d'après les résultats bactériologiques de l'observation VIII, en ajouter deux autres :

D'abord, cette infection, au cours de la fièvre typhoïde, n'est pas constante. Ensuite, dans le cours de la dothiénentérie, peut se produire une infection biliaire, également monobactérienne, qui ne relève pas de l'agent pathogène spécifique de la fièvre typhoïde,

---

(1) GILBERT et GIRODE. *Communication à la Société de Biologie.* 27 décembre 1890.

mais qui néammoins s'en rapproche, une infection par le *Bacterium coli commune*. Cette infection secondaire est due, en effet, à un microorganisme, proche parent du bacille typhique. C'est un bacille, d'origine intestinale, et voisin, dans ses caractères et ses propriétés, du bacille d'Eberth.

Enfin, les résultats de l'examen bactériologique de l'observation VII, nous permettent d'étendre encore, dans les propositions suivantes, le rôle de l'infection typhique des voies biliaires.

L'infection biliaire par le bacille typhique semble pouvoir survivre fort longtemps, pendant plusieurs mois, à la guérison de la fièvre typhoïde.

Cette infection biliaire, une fois la fièvre typhoïde terminée et guérie, peut évoluer, pour elle-même, sur place, et engendrer, par un processus local, des lésions mortelles. (Voyez Obs. IX.)

Il est permis de se demander si cette infection n'est pas l'origine première d'une lithiase biliaire secondaire, déterminée par l'angiocholite subaiguë ou chronique, due à la greffe et à la culture des bacilles sur les voies biliaires. En tous cas, si la lithiase préexiste à l'infection typhique, ainsi que semblent le prouver quelques observations, elle joue le rôle de cause d'appel local pour l'infection biliaire ; et ainsi, la lésion organique antérieure, doublée de l'infection secondaire, peut tuer le malade.

Après avoir, par nos cas personnels, démontré l'existence, la longue durée possible et les graves conséquences éloignées de l'infection typhique des voies biliaires, il est légitime de tenter d'établir un rapprochement entre nos observations et celles des auteurs. Ces dernières, d'abord, sont incomplètes, puisqu'elles manquent de l'examen bactériologique ; ensuite elles n'ont pas été recueillies au point de vue bactériologique de l'infection biliaire. Néanmoins la méditation de certains accidents biliaires, survenus dans le cours ou à la suite de la dothiénentérie, autorise à établir une relation étiologique directe entre la fièvre typhoïde et ces accidents, et permet de supposer que ceux-ci sont imputables à l'infection des voies biliaires, soit par l'agent pathogène de la fièvre typhoïde, soit par un autre microorganisme, entré dans ces canaux à la faveur de la maladie générale.

La fièvre typhoïde retentit de diverses façons sur les voies biliaires. Par les traumatismes, d'origine microbienne et toxique, qu'elle porte à la cellule hépatique (Legry) (1), elle atteint dans ses sources mêmes la fonction biliaire, et détermine un ensemble mal connu de perversions sécrétoires, qu'on peut résumer dans le terme général d'*hypocholie*. A la faveur de cet état morbide, qui d'ailleurs coïncide avec l'extrême septicité de l'intestin, pénètrent dans les voies biliaires des bactéries; parmi celles-ci, ont été constatés : le bacterium coli commune, qui végète à l'état normal dans le duodenum, le streptocoque (Obs. Malvoz) et le bacille typhique, accidentellement importé dans l'intestin. Il est certain que le développement de l'angiocholite et de la cholécystite de la fièvre typhoïde est dû à de semblables migrations bactériennes. La démonstration expérimentale absolue de la nature microbienne de la cholécystite typhoïde est fournie par la péritonite septique suraiguë que détermine la perforation de la vésicule ulcérée, au cours de la dothiénentérie. MM. Gilbert et Girode en ont d'ailleurs fourni la preuve, en constatant le bacille d'Eberth dans la cholécystite typhique.

D'où proviennent les microbes pathogènes de ces lésions biliaires? Ils ne peuvent provenir que du sang, de la circulation porte ou générale, ou de l'intestin. Ces deux origines sont admissibles : néanmoins la seconde a pour elle plus de vraisemblance. En effet, si ces microbes provenaient du sang, on en trouverait dans le foie, qui est un organe très vasculaire, de beaucoup plus nombreux que dans les voies biliaires. Ensuite, les lésions biliaires ont le caractère des lésions intestinales; elles siègent sur la muqueuse, qu'elles attaquent de dedans en dehors, par un processus ulcératif qui progresse de la surface épithéliale à la profondeur. Enfin, la nature même des agents figurés rencontrés dans la bile, plaide en faveur de leur origine intestinale (bacterium coli).

Il est donc plus vraisemblable de supposer que l'infection biliaire est d'origine intestinale; qu'elle part du duodenum pour aboutir, en progressant, grâce à l'extrême mobilité du bacille pathogène, par voie de continuité, sur un terrain analogue à l'endothélium intes-

---

(1) TH. LEGRY. *Contribution à l'étude du foie dans la fièvre typhoïde.* (Th. Paris, 1890.)

tinal, au fond de la vésicule d'une part (cholécystite typhoïde) et, d'autre part, aux extrémités terminales de la glande biliaire, au sein du parenchyme hépatique (lésions parenchymateuses du foie typhique).

Quels sont les agents de l'infection biliaire dans la dothiénentérie? La littérature bactériologique est muette sur ce point : on n'a pas encore cherché à déterminer si les voies biliaires étaient, du fait de la fièvre typhoïde, infectées, et par quelles bactéries était produite cette infection. Cependant, le résultat de nos examens et de l'observation de MM. Gilbert et Girode, d'une part, et, d'autre part, le caractère anatomo-pathologique des lésions de la cholécystite typhoïde, nous autorisent à penser qu'il s'agit, la plupart du temps, de lésions provoquées par la présence, sur la muqueuse des voies biliaires, du bacille typhique.

En effet, ces lésions sont catarrhales, ulcéreuses, parfois purulentes. Dans ce dernier cas, il est légitime de penser qu'au bacille typhique s'associent d'autres bactéries pyogènes. Comme la présence de streptocoques et de staphylocoques a été démontrée dans la vésicule; que ces microbes habitent à l'état normal le duodenum; et que ce sont les agents ordinaires des infections secondaires suppurées de la dothiénentérie, il est possible que la suppuration du cholécyste leur soit imputable. Une observation, que je dois à l'obligeance du Dr Malvoz, assistant d'Anatomie pathologique à Liège, prouve d'ailleurs la possibilité d'une infection des voies biliaires par le streptocoque, au cours de la fièvre typhoïde. Mais, à lui seul, le bacille typhique possède un pouvoir pyogène, bien établi déjà par les travaux de Roux (1) et Vinay (2), Rendu (3), A. Fraenkel (4), Ebermeïer (5), Valentini (6), Orloff (7), Achalme (8) et Chantemesse (9), et qui permettait de laisser à ce seul microorga-

---

(1) G. Roux. *Soc. Sc. méd.* de Lyon, février et avril 1888.
(2) Vinay. *Soc. Sc. méd.* de Lyon, avril 1888. — *Lyon méd.*, juin 1888.
(3) Rendu. *Société clinique*, 1886. (Empyème post-typhique.) Examen de M. de Gennes.
(4) A. Fraenkel. *Sixième congrès de Méd. int.* de Wiesbaden, 1887.
(5) Ebermeier. *Deutsch. Archiv. f. Klin, Méd.* Band LL. 1889.
(6) Valentini. *Berlin. Klin. Wochenschrift*, n° 17, 1889.
(7) Orloff. *Vratch.* 7 déc. 1889.
(8) Achalme. *Soc. Biologie*, juin 1890.
(9) Chantemesse. *Soc. Méd. des Hôpitaux*, juillet 1890.

nisme la responsabilité de la suppuration des voies biliaires, sans l'intervention d'autres bactéries. L'observation de MM. Gilbert et Girode, que nous avons déjà citée, fait passer du champ de l'hypothèse au domaine de la réalité, cette supposition théorique; et démontre que le seul bacille typhique suffit à provoquer la suppuration des voies biliaires.

Symptômes. — Les symptômes de l'infection biliaire typhique sont des plus variables.

Tout d'abord, ils peuvent être nuls, et l'infection biliaire peut être dite *latente* (Obs. VII).

Dans d'autres cas, les signes sont ceux d'une angiocholite et d'une cholécystite plus ou moins manifeste (douleur dans l'hypochondre droit, gonflement de la vésicule, vomissements, ictère) (Obs. de H. Dœrfler). Les vomissements, qui n'appartiennent pas au syndrome classique de la dothiénentérie, sont parfois un symptôme indicateur de la détermination biliaire infectieuse (Obs. XVI).

Parfois, au cours d'une fièvre typhoïde, apparaissent les signes d'une détermination biliaire manifeste qui rétrocèdent ensuite, et disparaissent complètement. Ces cas ne sont pas les moins intéressants au point de vue de l'évolution et du pronostic du processus infectieux.

L'infection biliaire peut se traduire, au cours ou à la suite de la dothiénentérie, par de l'ictère. Ce symptôme dans la fièvre typhoïde est assez rare, assurément beaucoup plus rare que l'infection biliaire, qui ne produit pas nécessairement de l'ictère, ainsi qu'en témoignent, entre autres, l'observation VII, où la présence, constatée ultérieurement, du bacille typhique dans la bile, n'avait pas déterminé d'ictère; et l'observation IX, où l'infection biliaire, existant depuis six mois, n'a provoqué l'apparition de l'ictère qu'au moment ds l'explosion des accidents d'obstruction calculeuse septique; enfin, une observation probante du traité de Frerichs (1).

Quand l'ictère se produit, c'est généralement sous forme épidémique. On observe des séries de fièvre typhoïde avec ictère. L'apparition de ces formes spéciales, caractérisées par la prédominance

(1) FRERICHS. *Traité des Maladies du foie.*

d'un symptôme, relève de cette inconnue de l'étiologie qu'on a appelée le génie épidémique. Or, il n'est pas sans intérêt de rapprocher ces formes ictériques de la fièvre typhoïde, éclatant sous forme d'épidémies, des épidémies en foyer d'ictères infectieux (1). D'un autre côté, ce rapprochement tend à démontrer que l'apparition de l'ictère, au cours de la fièvre typhoïde, relève, non pas d'une prédisposition du terrain de l'organisme infecté, mais plutôt d'une modalité de l'infection, c'est-à-dire d'une affinité spécialement élective de l'agent pathogène extérieur pour les voies biliaires.

L'ictère a été constaté dans la fièvre typhoïde, suivant une proportion qui oscille, selon les auteurs, entre 1 et 2 %. La marche, la durée, et la terminaison de l'ictère typhoïde sont très variables. Cette variabilité n'a rien qui doive étonner ; puisque d'une part, ni l'existence, ni l'intensité de l'infection ne sont liées à celles de l'ictère ; et que, d'autre part, l'infection elle-même est sujette, dans sa virulence et son action, à d'extrêmes variations. L'ictère typhoïde parcourt donc toute l'échelle de gravité de l'infection biliaire non typhoïde.

La marche et la terminaison de l'infection biliaire, dans la fièvre typhoïde, sont subordonnées à la rapidité et à l'intensité des lésions provoquées par les bactéries. Parfois, l'intensité de ces lésions est telle que le résultat en est mortel par lui-même : ainsi que le prouve l'observation que Sabourin (2) a publiée dans la *Revue de Médecine*, dans laquelle une fièvre typhoïde se termina subitement au milieu du syndrome de l'ictère grave.

A rapprocher de ces cas sont ceux où l'étiquette d'ictère grave est mise sur un ensemble symptomatique qui légitime pleinement un tel diagnostic : puis la nécropsie démontre l'existence des lésions caractéristiques de la dothiénentérie, jointes à l'atrophie jaune aiguë du foie.

Enfin, des observations démontrent la possibilité de l'enchaînement des faits suivants : fièvre typhoïde classique, ictère survenant

(1) Pfuhl. *Loc. cit.*
(2) Sabourin. Fièvre typhoïde. Ictère grave. Mort. Atrophie jaune aiguë du foie. (*Rev. Méd.* 1887.)

au cours de la fièvre, avec sensibilité et gonflement du foie ; évolution régulière de la maladie : convalescence avec persistance de l'ictère, rechute de fièvre typhoïde (Obs. VIII de la thèse de Mossé, 1879).

On peut se demander quel rapport existe, dans une pareille succession de faits, entre l'infection biliaire et la rechute de la fièvre typhoïde. Peut-être les bacilles typhiques, emmagasinés dans les voies biliaires, sont-ils les agents de la réinfection de l'intestin et de l'économie ; en ce cas, la reprise des accidents serait due à un réensemencement de la muqueuse intestinale par les bacilles pathogènes contenus dans la bile infectée.

Dans une autre série de cas, et ce sont ceux que nous avons, le premier, reliés étiologiquement à la fièvre typhoïde, l'infection biliaire, latente dans les premiers temps, persiste néanmoins, et, pour ainsi dire, couve à l'état silencieux dans les voies biliaires. Puis, subitement, apparaissent les signes d'une angiocholite grave, greffée sur une lithiase, soit ancienne, soit récente.

Ces exemples, qui reculent bien loin les limites de la durée possible de l'infection biliaire, révèlent, chez l'agent pathogène, une étrange longévité, en même temps qu'une tolérance paradoxale de l'organisme vis-à-vis de ce parasite ; ces faits viennent à l'appui de l'observation d'Orlow, et de la thèse soutenue par M. Chantemesse, à la Société médicale des hôpitaux, lors de son intéressante communication sur la longévité du bacille typhique (1). Voici le résumé de l'observation IX, qui est un exemple bien complet et bien intéressant d'infection typhique biliaire, prolongée et latente.

Fièvre typhoïde grave, suivie d'une convalescence longue ; guérison confirmée. Six mois plus tard, après un intervalle de santé parfaite, première apparition des signes de lithiase biliaire (coliques hépatiques, ictère). Peu de temps après, accès fébriles, témoignant d'une infection biliaire greffée sur l'obstruction calculeuse ; intervention chirurgicale : constatation bactériologique, sur le vivant, d'une infection biliaire typhique pure.

(1) Chantemesse. Combien de temps le bacille de la fièvre typhoïde peut-il vivre dans le corps de l'homme ? *Communication à la Soc. méd. des Hôpitaux,* 11 juillet 1890.

Le bacille typhique avait donc vécu silencieusement, à l'état latent, dans les voies biliaires de la malade, pendant six mois ; il avait ensuite déterminé, sous l'influence de la dyscrasie biliaire de la lithiase, des accidents locaux, septiques, qu'on peut, sans paradoxe, qualifier avec justesse de *typhus local*, de fièvre typhoïde locale. Et l'expression de Landouzy et Mathieu, typhus hépatique, trouve ici l'occasion d'une application rigoureusement littérale.

La question des rapports qui existent entre la lithiase et l'infection biliaire, mérite d'être discutée. La lithiase est-elle, en pareil cas, primitive ou secondaire ? Il est assurément difficile de résoudre ce problème avec les seules données de notre observation, car les signes de lithiase et d'infection ont été à peu près contemporains dans leur apparition et leur développement. L'infection datant de la fièvre typhoïde, il est permis de supposer que la lithiase était secondaire au processus infectieux. Si notre observation est la première en date où la constatation microbiologique ait été faite, elle a été précédée de quelques autres où la fièvre typhoïde semble avoir provoqué, sinon la lithiase biliaire, au moins l'apparition des symptômes de l'affection calculeuse.

Bernheim (1) dit : « J'ai vu, trois ou quatre fois, de véritables accès « de coliques hépatiques, deux fois avec de la suffusion ictérique, « survenir pendant le cours de la fièvre typhoïde, chez des sujets « qui n'en avaient pas présenté auparavant. La fièvre typhoïde pro- « duirait-elle une altération ou une stagnation de la bile, suscep- « tible de déterminer, chez des sujets prédisposés, de la lithiase ? « Cela m'a paru vraisemblable d'après ces quelques faits d'obser- « vation. » On voit que Bernheim se demande s'il ne faut pas accuser la fièvre typhoïde d'altérer la bile : il ne songe pas à relier ces deux termes : fièvre typhoïde et lithiase biliaire, par l'infection : mais il manquait, pour légitimer un pareil trait d'union, de la notion, aujourd'hui acquise, de l'infection typhique des voies biliaires.

On peut aussi défendre l'hypothèse contraire, qui considère la lithiase comme antérieure et primitive, et jouant le rôle de cause

(1) BERNHEIM. Article Ictère. *Dict. Encyclopédique de Dechambre.*

d'appel et de facteur de gravité vis-à-vis de l'infection accidentelle des voies par le parasite typhique. Cette hypothèse a pour elle quelques observations de Griesinger (1), de Saunder (2), de H. Doerfler (3). Celle de ce dernier auteur se résume dans les termes suivants.

Accidents de lithiase antérieure chez une femme de 31 ans. Fièvre typhoïde moyenne, régulière. A la suite, violents accès fébriles, développement du syndrome de l'ictère grave, mort.

A l'autopsie, lésions dothiénentériques cicatrisées, guéries, lithiase biliaire, atrophie jaune aiguë du foie.

Par une regrettable lacune, cette observation manque d'examen bactériologique. Mais elle méritait d'être rapprochée de la nôtre ; en effet, c'est la même filiation d'accidents, avec cette exception que la lithiase biliaire préexistait à la fièvre typhoïde. Cette observation milite donc en faveur de l'hypothèse de la lithiase primitive. Cette hypothèse est d'ailleurs beaucoup plus conforme aux enseignements traditionnels de l'étiologie classique.

Cependant, la grande obscurité qui enveloppe le mécanisme pathogénique de la lithiase biliaire, la nécessité où l'on se trouve, pour expliquer la précipitation de la bile et la formation des calculs, d'invoquer une altération catarrhale de la paroi interne des conduits et la grande probabilité de la nature infectieuse, microbienne, de ces angiocholites catarrhales, autorisent à réserver aux lésions infectieuses (sans préjudice des causes prédisposantes), dans l'étiologie des calculs biliaires, un rôle qu'il appartiendra sans doute à l'avenir de confirmer.

Tels sont les faits que nous présentons, relativement à l'infection typhique des voies biliaires. Ce sont les premiers en date. Trop peu nombreux encore pour autoriser des déductions générales et des conclusions affirmatives, ils suffisent cependant pour faire entrevoir le rôle de l'infection en général, et de l'infection typhique en particulier, dans la lithiase biliaire.

(1) GRIESINGER. *Maladies infectieuses.*
(2) SAUNDER. *Deutsche Klinik*, 1861, p. 70.
(3) HANS DOERFLER. Ein Beitrag zur Ëtiologie der acuten gelben Leberatrophie. (*München. med. Wochenschrift*, n° 50, p. 878, 10 déc. 1889.)

D

CHAPITRE VIII

Anatomie pathologique des infections biliaires primitives

Difficultés d'étude. Expérimentation nécessaire ; causes d'erreurs. — Absence d'observations bactériologiques d'infections biliaires. — *Bilan anatomo-pathologique.* — Catarrhe ; infiltration embryonnaire sous-muqueuse ; abcès pariétaux. — *Sclérose* péribiliaire, néoformation canaliculaire. — Atrophie jaune aiguë. *Dégénérescence nécrotique* du parenchyme. — La gravité des lésions est proportionnelle à leur profondeur. — Pathogénie septique de l'obstruction biliaire. — *Infection typhique* (Cholétyphus). — Lésions catarrhales, purulentes, ulcéreuses, perforantes. — Fréquence de ces lésions, souvent ignorées. — *Leurs conséquences possibles. Lithiase.* — Infection par le *bacterium coli commune.* — Autres chapitres de l'infection biliaire. — Abcès aréolaires. (Chauffard.)

Les lésions que l'on trouve à la nécropsie des sujets morts d'infection biliaire primitive, varient suivant la forme, l'âge et l'intensité de l'affection. La bénignité de la plupart des infections biliaires primitives aiguës rend le contrôle anatomique des lésions si rare, qu'une autopsie d'ictère catarrhal est une véritable bonne fortune anatomo-pathologique. En revanche, les altérations anatomiques des infections biliaires graves sont beaucoup mieux connues : elles se résument dans les lésions de l'ictère grave, sur le détail desquelles il est inutile d'insister ; ou bien dans certaines formes de dégénérescence nécrotique du parenchyme hépatique, que l'on observe surtout quand l'infection s'est greffée sur un foie déjà malade, cirrhotique. L'observation V dont nous donnons la relation (voir aussi la figure I) est un bel exemple des effets possibles de l'infection biliaire.

L'intérêt du problème pathogénique n'est pas d'ailleurs dans les cas extrêmes, où l'extension et l'intensité de la lésion en rendent méconnaissables le processus initial et les étapes successives (1). Ce sont les faits intermédiaires, les cas bénins, dont le contrôle anatomique pourrait élucider le mécanisme des ictères infectieux. Cependant, à défaut des données de l'observation anatomique, les résultats de l'expérimentation sur les animaux peuvent servir à

(1) A. Pilliet. Les ictères infectieux bénins et la maladie de Weil. *Revue critique. Progrès Médical,* 18 octobre 1890.

éclairer l'obscurité du problème : mais il ne faut pas se faire illusion sur la portée des résultats de l'expérimentation sur les animaux. La méthode expérimentale, il est vrai, a des ressources pour ainsi dire illimitées dans sa technique et ses données immédiates ; mais il ne faut pas oublier qu'on doit être très prudent dans l'interprétation des résultats, et surtout très réservé dans leur application à l'ordre des phénomènes analogues de la clinique. Dans la question des infections biliaires, la nécessité, préalable à toute expérience, de l'anesthésie, d'une laparotomie, de l'emploi de procédés traumatiques et sanglants, tels que la ligature, les ponctions, les injections, etc., introduit dans l'expérience des conditions étrangères aux opérations naturelles ; par conséquent, des éléments artificiels, des facteurs surajoutés, dont il faut tenir compte, et qui constituent autant de causes d'erreur dans l'appréciation des résultats : ce sont autant d'inconnues, en somme, qu'on introduit dans l'équation à résoudre.

Ces réserves faites, il est légitime de s'adresser à l'expérience pour combler les lacunes de l'observation.

A. — INFECTIONS BILIAIRES PROTOPATHIQUES

Les résultats que nous avons obtenus, confirment d'ailleurs les données de l'anatomie pathologique déjà connue de l'infection biliaire, et concordent avec les inductions de la théorie. Nous renvoyons, à ce propos, aux résultats des expériences que nous avons instituées pour prouver l'asepsie de la bile, la rétention biliaire aseptique, l'infection biliaire par injection bactérienne dans les voies biliaires, etc.

Les observations antérieures, recueillies jusqu'ici, par les auteurs les plus recommandables, n'ont été prises qu'aux seuls points de vue clinique et histologique, et en dehors de toute préoccupation bactériologique. L'humble contingent que nous apportons à cette série de documents, offre au moins, à défaut du nombre des cas, l'avantage d'avoir été recueilli au point de vue de l'infection biliaire, c'est-à-dire avec examen bactériologique à l'appui. Mais il est nécessaire d'enrichir ce contingent de nouveaux faits, pour asseoir sur un grand nombre de constatations la théorie infectieuse des ictères et des angiocholites.

Au point de vue anatomique, les observations que nous avons pu faire concordent avec celles des auteurs. L'infection biliaire aiguë détermine, du côté des gros canaux, dans les voies biliaires, la réaction histologique de l'inflammation catarrhale aiguë, la turgescence molle de la muqueuse, recouverte d'un exsudat fait de la desquamation épithéliale, une infiltration plus ou moins abondante de cellules embryonnaires dans l'épaisseur de la couche sous-muqueuse, de la dilatation des capillaires, etc. Sur les coupes bactériologiques, on constate une infiltration microbienne des couches superficielles de la muqueuse; les bactéries sont semées en amas linéaires parmi les cellules épithéliales, et pénètrent dans les culs-de-sac des glandes muqueuses, jusqu'à une profondeur variable, quelquefois, mais rarement, jusqu'au fond du tube excréteur. On les voit groupées contre la bordure épithéliale, dont les cellules caduques et en dégénérescence, tout le long de la muqueuse, sont tapissées d'un semis bactérien pareil à une traînée de sable qui frangerait le bord d'une plage. (Fig. III.)

Dans l'épaisseur de la couche sous-muqueuse, s'est fait un appel de leucocytes, de petites cellules rondes, qui infiltrent le tissu conjonctif, prédominant, dans leur confluence, autour des utricules glandulaires et contre le bord libre de la muqueuse dans les régions où la présence des bactéries commande une active phagocytose.

En certains endroits de cette infiltration embryonnaire, se forment de petits foyers de peptonisation cellulaire qui sont l'origine des collections purulentes de l'angiocholite et de la péri-angiocholite. (Voir fig. III.)

Du côté des petits canaux, les lésions que nous avons observées se rapprochent beaucoup de celles que Charcot et Gombault ont décrites. Fréquemment, il s'y ajoute des foyers de nécrose, disposés en îlots multicellulaires, analogues à ceux dont nous avons vu la mention dans les travaux de Beloussow (1) et de Lahousse (2). Microbiologiquement, il ne nous a pas été donné de voir des

(1) BELOUSSOW. *Archiv. fur experim. Pathol.* 1881.
(2) LAHOUSSE. *Archives de Biologie,* 1887.

bactéries sur toutes nos préparations. Souvent, quelle que fût la variété de la technique mise en œuvre, nous n'avons, sur les coupes de foie des chiens auxquels nous avions donné de l'infection biliaire expérimentale, trouvé aucun microbe. Pourtant, dans ces cas négatifs, l'infiltration embryonnaire péri-canaliculaire, dans les espaces portes indiquait bien un travail cellulaire fermentatif d'ordre infectieux : au demeurant, le résultat souvent négatif de nos recherches n'a rien qui nous doive surprendre : en effet, des microbes peuvent fort bien exister et n'être pas décelés par la technique colorante, qui, en bactériologie, est d'une application particulièrement difficile au foie : d'un autre côté, dans le stade aigu des lésions biliaires infectieuses, l'ascension des éléments figurés du parasitisme biliaire peut fort bien n'avoir pas eu le temps de gagner les fins canaux, tandis que les produits solubles de ce parasitisme, par leur action sur le parenchyme hépatique, ont eu le temps de déterminer ces foyers insulaires de nécrose, constatés par différents auteurs et nous-même à différentes reprises. En revanche, dans d'autres cas nous avons été plus heureux, et nous avons pu (sur des préparations dont nous donnons la reproduction) déceler non seulement la présence des microbes de l'infection biliaire, mais encore mettre dans toute son évidence la topographie du microbisme biliaire. (Fig. I, II et III.)

Quand les lésions ont duré plus longtemps, une infiltration embryonnaire plus abondante et plus serrée s'amasse autour des canaux biliaires, dans les espaces portes; et, au stade chronique, c'est dans ces zones que s'organise la sclérose dont Beloussow (1) a pu surprendre la formation au début, dans l'apparition et la multiplication de cellules conjonctives fusiformes, au milieu de l'infiltration cellulaire. Quand la sclérose est organisée, on en aperçoit les éléments, sous forme de bandes onduleuses, circonscrivant dans leurs contours les cavités biliaires dilatées; ces bandes scléreuses sont faites d'un tissu conjonctif épais, dense, dont les tractus stratifiés, étroitement appliqués les uns contre les autres, suivent tous, dans un parallélisme qu'accusent les lignes inter-

(1) BELOUSSOW, *loc. çit,*

fibrillaires, la même direction ordonnée autour des zones biliaires. Contre ces bandes de sclérose, concentriquement à elles, le long de la paroi du canal biliaire, s'étage un semis bactérien plus ou moins cohérent. (Fig. I et II.) Les préparations que nous figurons sont assez démonstratives au point de vue de la pathogénie septique de la sclérose.

En outre, on observe la néoformation de canalicules biliaires, signalée par les auteurs. Nous n'avons pas ici à nous demander quel est le mécanisme de cette néoformation : c'est là un problème d'histogénie pathologique qui sort du cadre de notre étude, laquelle ne vise que la constatation de l'élément infectieux dans les processus biliaires.

Dans certains cas, à côté des lésions de cirrhose périangiocholique et de microbisme des canaux biliaires, que nous venons de décrire, on constate, dans le parenchyme hépatique, des lésions d'ordre dégénératif : les trabécules sont dissociées, les cellules gonflées, déformées, vitrifiées ou infiltrées de granulations pigmentaires ; et, sur la coupe, de grands espaces lacunaires, vides, serpentent entre les vestiges du tissu hépatique nécrosé : cette dégénération nécrotique atteint son maximum au centre des îlots qu'elle frappe ; et ces îlots dégénérés sont circonscrits par des travées scléreuses qui parcourent le parenchyme entre les espaces portes ; les canaux biliaires passent dans le territoire scléreux, dont le chevelu onduleux les enserre ; et c'est dans ces canaux qu'on observe l'infiltration bactérienne. (Fig. I.) Dans ces cas, on peut ordonner le processus morbide de la façon suivante : cirrhose ancienne, terrain hépatique mauvais ; infection biliaire récente, dégénérescence nécrotique du parenchyme. Il se produit là une sorte de confluence d'une multitude de foyers en miniature d'ictère grave, séparés par une sclérose multilobulaire. L'insuffisance hépatique est la conséquence clinique d'un tel processus anatomique.

Dans les formes suraiguës de l'infection biliaire, toute systématisation anatomo-pathologique a disparu : c'est le processus de l'atrophie jaune aiguë, caractérisé par la dissolution cellulaire diffuse et rapide de tout le parenchyme. Dans ces formes, le résultat des recherches bactériologiques est, dans la plupart des cas, sur les coupes du foie, négatif.

Ainsi, dans les formes aiguës de l'infection biliaire primitive, les lésions portent sur la totalité des voies biliaires; seulement, elles prédominent, soit sur les gros canaux, soit sur le réseau des petits canalicules. On peut dire, en thèse générale (toute question d'affection hépatique antérieure réservée), que la gravité des lésions est proportionnelle à la profondeur de leur siège. En effet, plus les lésions sont profondes, plus elles sont proches du parenchyme, plus elles intéressent la cellule hépatique.

Le type le plus bénin de l'ictère catarrhal n'entraîne qu'une simple cholédocite ou un catarrhe des voies moyennes : à l'extrême opposé de la même série pathologique, l'ictère grave est lié à une destruction du parenchyme hépatique. Sans vouloir forcer la comparaison, il y a quelque analogie, au point de vue du siège des lésions, entre l'appareil trachéo-bronchique et l'appareil biliaire. Dans les deux, l'inflammation obstructive et septique peut occuper les grosses, les moyennes ou les petites voies, et la gravité des lésions est d'autant plus menaçante que le siège qu'elles occupent est plus rapproché du parenchyme, dont l'invasion est le signal de l'asphyxie fonctionnelle de l'organe (foie ou poumon).

Les infections biliaires sont caractérisées, en dehors des signes de l'infection, par des phénomènes d'obstruction temporaire, apportée au cours de la bile. Quelle est la cause immédiate de cette obstruction ?

Est-ce le bouchon muqueux de la portion duodénale du cholédoque, imaginé par Andral, nettement formulé par Budd, vu par Virchow et Vulpian, accepté depuis par la majorité des pathologistes ? Est-ce le rétrécissement de la papille duodénale, mis en avant surtout par Broussais ? Est-ce le catarrhe des petites voies de la bile, ainsi que le soutiennent Lebert au nom du raisonnement, Oscar Wyss et Ebstein au nom de l'expérience ? On comprend qu'il est fort difficile de trancher la question ; le problème pathogénique, étant donnée la grande variété des cas cliniques, ne doit pas d'ailleurs comporter de solution univoque. Au cours de nos expériences par les injections bactériennes, à canal libre, dans le cholédoque ou dans la vésicule (Voy. Expériences), nous avons réussi à provoquer une angiocholite catarrhale diffuse des voies de gros calibre, avec ictère polycholique; mais nous n'avons pas constaté d'obstruction proprement dite à ce niveau, ni de bouchon muqueux. Il nous semble d'ailleurs facile d'expliquer l'ictère par l'obstruction biliaire au niveau des petits canaux, où la pression excrétoire est plus faible, le calibre des conduits plus petit, et où le moindre exsudat sera capable de provoquer une oblitération temporaire du canalicule enflammé. C'est l'explication à laquelle semblent se ranger Barth et Besnier dans leur magistral article « Voies biliaires » du *Dictionnaire Encyclopédique*.

On observe encore, à l'autopsie des infections biliaires aigües, des lésions sur le détail desquelles je n'insisterai pas, et qui se résument dans l'état dissous du sang, des congestions viscérales multiples, l'hypertrophie de la rate, et surtout des altérations diffuses des épithéliums du rein. Ce sont les lésions spléniques et rénales qui prédominent par leur constance, leur étendue et leur profondeur. Ces lésions rénales se traduisent d'ailleurs, dans le syndrome clinique, par des phénomènes urémiques aigus, qui, imprimant à la maladie parfois une allure plus rénale qu'hépatique, plus toxique qu'infectieuse, justifient l'extrême importance accordée à l'état du rein dans l'évolution et le pronostic des dégénérescences hépatiques (1). M. Richardière (2) a récemment insisté, dans les termes les plus justes, sur cet enchaînement de lésions à propos d'un cas d'*hépato-néphrite infectieuse*, dont il a rapporté l'histoire. Ce sont ces cas auxquels on pourrait appliquer la critiquable mais pittoresque dénomination, proposée par Aufrecht (3) (de Magdeburg), de « Parenchymatose aiguë ».

B. Infections biliaires deutéropathiques

Ces infections, comme les infections protopathiques, sont bénignes ou graves. Lorsqu'elles sont bénignes, elles échappent aux constatations nécroptiques, comme l'ictère catarrhal simple.

---

(1) Decaudin. — Sur la concomitance des maladies du foie et des reins, et, en particulier, des reins dans l'ictère. *Th. Paris*, 1878.

(2) Richardière. — Sur un cas d'ictère grave à forme rénale. *Semaine médicale*, 5 nov. 1890.

(3) Aufrecht. — Die acute Parenchymatose. Deutches Archiv. für klinische Medicin. 1887, p. 69.

Lorsque le malade meurt au cours d'une infection générale grave (fièvre typhoïde), on peut constater l'existence d'une infection biliaire récente, aiguë, secondaire à l'infection générale, et l'occasion s'offre alors d'étudier les lésions locales qui dépendent de cette infection. Ces lésions varient suivant la spécificité et la virulence de l'infection causale.

Nous avons eu l'occasion de les étudier dans l'infection typhique, et dans des cas fort différents les uns des autres, c'est-à-dire propres à donner une idée des stades successifs du processus.

Infection typhique

Au début, les lésions, tout à fait légères et superficielles, consistent dans une angiocholite catarrhale, desquamative, aiguë, généralisée à tout le système des grosses voies biliaires. Indépendamment de la dilatation capillaire, on constate une accumulation diffuse mais prédominante, en certains points de la couche sous-muqueuse, de cellules embryonnaires. Telles sont les lésions, assez élémentaires, que nous avons pu constater dans un cas d'infection biliaire typhique aiguë, récente. Le système des petits canaux biliaires présentait un état trouble et gonflé de l'épithélium canaliculaire, avec infiltration cellulaire dans les espaces portes. (Obs. VII et IX.)

Nous n'avons pas trouvé, sur les coupes, les bacilles qui existaient dans la bile.

Il existait donc, dans ce cas, peu de lésions : mais il n'en va pas toujours ainsi dans l'infection typhique des voies biliaires. On sait quelles graves lésions détermine parfois la fièvre typhoïde du côté des voies biliaires, surtout de la vésicule. Ces lésions doivent même être beaucoup plus fréquentes qu'on ne le croit généralement; car on ne les vérifie que lorsque les sujets meurent après avoir présenté de l'ictère. Sinon, l'état des voies biliaires n'est pas toujours examiné aux nécropsies. En outre, ces lésions, alors même qu'elles sont profondes et qu'elles affectent, comme les lésions intestinales, le type ulcéreux, guérissent souvent, sans avoir nécessairement provoqué l'apparition de symptômes pendant la maladie. Elles n'en ont pas moins existé, et la preuve qu'elles ne sont point négligeables, c'est qu'elles peuvent, par la suite, engendrer des états biliaires graves. (Obs. IX.)

En effet, ces ulcérations laissent, après leur guérison, des cicatrices qui, indépendamment des modifications de calibre qu'elles peuvent apporter dans la canalisation biliaire, sont capables, si le sujet est prédisposé à l'affection calculeuse, de servir de centre de cristallisation à la lithiase.

Nous avons vu également qu'une lithiase antérieure à la fièvre typhoïde peut appeler l'infection typhique sur l'appareil biliaire, et devenir le prétexte d'accidents mortels. (Obs. IX.)

Il y a donc intérêt à rechercher avec soin, dans les antécédents personnels des calculeux hépatiques, l'existence d'une fièvre typhoïde antérieure : l'étiologie de la cholélithiase y gagnerait probablement une notion intéressante. Inversement, en présence d'une fièvre typhoïde, surtout en cas d'accidents biliaires, il est indiqué de s'enquérir des antécédents lithiasiques du sujet, puisqu'il est démontré, par plusieurs observations (Obs. IX, Obs. de Dærfler, etc.), qu'une lithiase antérieure met les voies biliaires en imminence morbide, et peut ouvrir leur réseau à l'infection typhique.

L'angiocholite typhoïde est souvent ulcéreuse : ces ulcérations siègent dans les éléments lymphoïdes de la muqueuse vésiculaire et peuvent être assez destructives pour provoquer une perforation. C'est là un véritable *cholétyphus*.

Cette perforation détermine une péritonite soit généralisée, soit localisée (cas de Barthez et Rilliet (1), Hamernjk (2), Archambault (3), Thierfelder (4), Colin (5), Vallin (6), sans parler de la collection de cas que renferment les Bulletins de la Société Anatomique, et les faits classiques de Grisolle, Trousseau, Leudet, etc. L'éten-

---

(1) Barthez et Rilliet. *Traité des Maladies des enfants.* 1853, II, 5, 701.
(2) Hamernjk. Zur Pathologie und Diagnose des Typhus. *Prager Vierteljahrschrift.* 1846, X, I, p. 58.
(3) Morin. *Des perforations intestinales dans le cours de la fièvre typhoïde.* Th. Paris, 1869.
(4) Thierfelder. *Maladies du foie.* 3e édit. 1857, p. 195.
(5) Léon Colin. *Etudes cliniques de Médecine militaire.* Paris, 1864.
(6) E. Vallin. Note additionnelle au *Traité de Griesinger* (Malad. infect.) p. 338.

due de la péritonite dépend de la rapidité de la perforation ; quand le processus ulcéreux a laissé s'organiser, avant la perforation, des adhérences préservatrices qui circonscrivent l'inoculation septique et en limitent les effets, la péritonite reste limitée. Le seul fait d'une réaction si rapidement mortelle du péritoine, au contact de la bile épanchée par la perforation cystique, démontre, avec une rigueur toute expérimentale, la septicité de cette bile, par conséquent l'infection biliaire préalable à la perforation.

Nous avons d'ailleurs nous-même répété cette expérience, en déterminant, par l'injection, dans le péritoine d'une souris blanche, de deux gouttes de la bile d'un typhique (Obs. VII), une péritonite, mortelle en 3o heures ; et dans l'exsudat de laquelle existait, à l'état de pureté, le bacille pathogène de la dothiénentérie.

Nous avons observé, dans la fièvre typhoïde, l'infection biliaire par le bacterium coli commune. Cette constatation est intéressante, parce qu'elle montre la possibilité de l'infection biliaire, au cours des pyrexies graves, par des *bactéries issues de l'intestin, autres que celles dont relève l'infection générale.*

Dans ce cas, les voies biliaires n'offraient que les altérations d'une angiocholite catarrhale légère. L'infection d'ailleurs était toute récente. M. Malvoz, de Liège, a observé une angiocholite typhique due au streptocoque. L'infection, dans ce cas, s'était réalisée à l'occasion de la dothiénentérie, mais non par le bacille spécifique.

Tels sont les faits que nous avons observés, relatifs à l'infection typhique des voies biliaires. Il est certain que, dans le cours d'autres infections générales, les voies biliaires peuvent être le siège d'une infection locale de même nature, ou d'une infection secondaire par d'autres bactéries. Mais pour établir l'histoire de l'infection biliaire dans ces cas, il faudrait disposer de documents expérimentaux et bactériologiques afférents à chaque infection. L'étude expérimentale de chaque variété d'infection demande beaucoup de temps ; c'est la raison pour laquelle nous sommes forcé de réserver pour l'avenir plusieurs chapitres de l'infection biliaire secondaire aux infections générales (scarlatine, pneumonie, érysipèle, etc.).

En dehors de cette catégorie d'infections biliaires deutéropathiques, existent d'autres espèces d'infections biliaires, de nature microbienne, mais dont la spécificité n'a pas encore été déterminée.

La lésion que M. Chauffard (1) a décrite sous le nom d'*abcès aréolaires du foie*, d'après la description histopathologique qu'en donne l'auteur, et d'après les conclusions dans lesquelles M. Chauffard tente d'en donner une explication pathogénique, relève franchement d'une infection biliaire pyogène. Les abcès aréolaires sont, en effet, toujours précédés dans leur localisation et accompagnés dans leur développement, de lésions d'angiocholite. Et c'est dans les cavités biliaires que fermente tout d'abord le processus septique dont l'évolution aboutit à la suppuration aréolaire du foie (2).

M. Sabourin (3) rapporte l'histoire d'un foie cirrhotique, volumineux, non calculeux, qui était farci de petits abcès nodulaires, situés sur le trajet des canaux biliaires, et dont l'origine et la nature font certainement, d'après l'opinion de l'auteur, des collections purulentes d'origine biliaire. Il est évident qu'ici encore est en cause un infection biliaire.

En dehors de ces cas, où l'infection est pyogène, on constate parfois des lésions d'hépatite interstitielle aiguë (4), prédominant autour des canaux biliaires, qui paraissent devoir également rentrer dans la catégorie des infections biliaires.

On voit combien une étude actuelle sur l'infection biliaire laisse de lacunes à combler, en raison de l'absence complète de documents antérieurs, relatifs à la bactériologie de la bile.

(1) A. CHAUFFARD. Etude sur les abcès aréolaires du foie. *Arch. de Physiologie.* 15 février 1883.

(2) Dans un cas récemment observé par mon ami P. ACHALME, interne des hôpitaux, la suppuration, aréolaire dans sa disposition, et certainement biliaire dans son origine (il existait de l'angiocholite et de la cholécystite suppurée, calculeuse) était cependant ordonnée autour du système veineux sus-hépatique : l'axe central de chaque abcès était représenté par une veinule centro-lobulaire, sus-hépatique. (Société anatomiqne, décembre 1890.)

(3) SABOURIN. Abcès biliaires dans la cirrhose sans cholélithiase. (*Progrès médical,* 12 janvier 1884.)

(4) L. BARD. *Précis d'anatomie pathologique.* Paris, 1890, p. 619.

CHAPITRE IX

Étiologie générale de l'infection secondaire des voies biliaires

Les microbes ne suffisent pas à engendrer des lésions biliaires durables. — Preuves cliniques et expérimentales de cette proposition. — Nécessité d'une altération antérieure du terrain pour le développement de l'infection. — Des différentes variétés d'obstruction biliaire. — Les *obstructions extrinsèques*, qui agissent par compression, comportent une période aseptique plus longue. — Les *obstructions intrinsèques*, à cause des lésions muqueuses qui les compliquent, s'infectent plus vite. — Analogie avec l'infection des voies urinaires.

Les lésions de l'infection biliaire secondaire se résument toutes, ou à peu près, dans le groupe des angiocholites secondaires. La grande variété des types anatomo-pathologiques de ces angiocholites est corrélative aux modes de réaction des voies biliaires à l'infection bactérienne. Cette infection, combinée aux lésions mécaniques antérieures à elles, provoque tantôt du catarrhe, tantôt des ulcérations, tantôt du pus, tantôt de la gangrène, tantôt l'association de ces divers processus. Ces angiocholites sont produites par les microbes contenus dans la bile altérée, et l'infection de la bile, réalisée le plus souvent par l'ascension des bactéries intestinales, n'est rendue possible que par l'altération préalable de la muqueuse biliaire : la déchéance nutritive des parois des réservoirs prépare l'appropriation du milieu biliaire aux conditions vitales du parasite qui vient de l'envahir.

Il ne suffit pas, en effet, d'introduire dans les voies biliaires des microorganismes pour y produire des lésions. La clinique nous le laisse à supposer, étant données les chances perpétuelles de contamination directe des voies biliaires par l'intestin ; et l'expérimentation nous le démontre. L'expérience dans laquelle j'ai injecté dans la vésicule d'un chien (sans ligature, laissant libres les canaux cystique et cholédoque), deux centimètres cubes d'une culture pure de staphylocoques dorés et n'ai déterminé par là qu'un léger ictère fébrile polycholique, passager, dont l'animal s'est rapidement remis, fournit une démonstration de l'innocuité relative du contact des microbes sur une muqueuse biliaire antérieurement saine.

Il en est des voies biliaires comme des voies urinaires. « Nom-« breux sont les malades, qui, sondés avec des instruments sep-« tiques, ne présentent aucun accident consécutif; et nous connais-« sons tous la rareté de l'infection urinaire chez la femme, malgré « la voie facile que l'urèthre présente aux nombreux microbes « pathogènes vivant dans le vagin et dans la vulve. L'expérimenta-« tion nous montre que l'introduction simple de bactéries patho-« gènes dans la vessie est inoffensive. Il faut donc une appropriation « spéciale du milieu. Les conditions qui l'amènent sont variables, « mais elles agissent soit en produisant la stagnation de l'urine, « soit en altérant la constitution normale de la vessie ; et, souvent, « ces deux ordres de causes agissent simultanément (1). »

Ces considérations s'appliquent, mot pour mot, à l'infection biliaire, et l'expérience que nous relatons en donne la preuve.

Lorsque la bile stagne, les conditions de nutrition et de vie normales du milieu biliaire sont changées ; par suite, celles du régime biologique de ce milieu, qui devient, par insuffisance réactionnelle, apte à la culture de certaines bactéries. Les voies biliaires sont alors exactement assimilables aux voies urinaires des prostatiques et des rétrécis, qui s'infectent, presque toujours, à la moindre occasion ; par exemple, au premier cathétérisme septique.

L'étiologie des obstructions, de toute nature, des voies biliaires, est multiple : le plus fréquemment, c'est la lithiase qui est en cause ; et cet accident, commun à la pathologie biliaire et à la pathologie urinaire, provoque, non seulement la stagnation de la bile, mais des lésions des parois des réservoirs, dont les conséquences sont faciles à saisir.

« Dans nombre de cas, la vessie présente une altération préala-« ble, dont la nature peut varier de la congestion simple au trau-

(1) J. ALBARRAN. *Loc. cit.*

« matisme sanglant ; souvent, le rôle protecteur de l'épithélium
« est amoindri ; exemple : les calculeux, dont la vessie est blessée
« par les calculs et les néoplasiques vésicaux. » (Albarran.)

Ces réflexions sont à leur place ici ; et s'appliquent exactement à
la lithiase ou au cancer des voies biliaires, qui sont les deux plus
puissantes et plus fréquentes causes d'appel de l'infection biliaire.
En pathologie urinaire, l'hypertrophie prostatique et les rétrécissements de l'urèthre sont fréquemment les causes déterminantes
de l'infection urinaire, et on retrouve la série des lésions analogues, pour les voies biliaires, dans la compression du cholédoque
par les néoplasmes extrinsèques, pancréatiques par exemple, certains kystes hydatiques de la face inférieure du foie, qui produisent
une obstruction permanente des voies biliaires inférieures, comme
l'hypertrophie prostatique produit celle des voies urinaires inférieures. Il faut aussi voir dans les rétrécissements du cholédoque
(rétrécissements congénitaux, cicatriciels, etc.), des lésions analogues aux sténoses de l'urèthre.

Par conséquent, l'étiologie mécanique de l'infection biliaire comprend tous les cas d'infection biliaire, d'origine extrinsèque ou
intrinsèque. Seulement les causes d'obstruction extrinsèque, agis-
sant par compression, en même temps qu'elles opposent un obstacle à l'écoulement de la bile, créent, surtout si elles siègent un peu
haut, une barrière à l'infection ascendante ; en second lieu, elles
n'altèrent l'épithélium des voies biliaires que d'une manière indirecte et tardive, tandis que les obstructions d'origine intrinsèque
(calculs, cancer des voies biliaires), en même temps qu'elles opposent un obstacle à l'écoulement de la bile, ouvrent la porte, le
plus souvent, à l'infection ascendante, par la dilatation des
canaux, réalisée au niveau même de leur oblitération incomplète ;
en second lieu, elles altèrent l'épithélium biliaire d'une manière
directe et précoce : les néoplasies l'ulcèrent et les calculs le
blessent.

Donc, l'étiologie de l'infection biliaire relève surtout des obstructions intrinsèques des voies. Nous commencerons donc l'étude de
cette étiologie par celle des infections secondaires aux obstructions
intrinsèques des voies biliaires.

De l'infection dans les obstructions intrinsèques des voies biliaires

L'obstruction intrinsèque des voies biliaires est réalisée par trois causes, qui sont, énumérées par ordre de fréquence statistique et d'importance étiologique :

La *lithiase;*

Le *cancer;*

Les *corps étrangers.*

Ce dernier ordre de causes est rare : mais l'étude ne doit pas en être négligée, parce qu'il détermine presque fatalement l'infection biliaire, et pour une raison simple : en effet, les corps étrangers des voies biliaires sont tous (sauf les vésicules hydatiques, d'origine hépatique, engagées dans les voies biliaires) d'origine intestinale. Qu'ils soient inertes (pépins, noyaux, etc.), ou vivants (vers intestinaux), ce sont, à l'exception des hydatides, des émigrés du duodenum, qui ont fait fausse route au niveau de l'ampoule de Vater, et se sont engagés dans le cholédoque. Or, venant de l'intestin, ils sont infectés, septiques : et ils sont, par leur présence dans les voies biliaires, les agents, non seulement d'une obstruction mécanique, mais encore les véhicules d'une inoculation septique directe. Au contraire, les calculs, productions autochtones, formées sur place, participent d'abord à l'asepsie du milieu générateur, et ne deviennent les agents de l'infection que par le mécanisme des lésions secondaires à la lithiase.

CHAPITRE X

Infections biliaires secondaires. Rétention biliaire aseptique

Les voies biliaires reconnaissent, dans leurs lésions de canalisation, les mêmes lois générales que les voies urinaires. — *Période aseptique* des lésions biliaires. — Réalisation expérimentale de cette période (ligature aseptique du cholédoque). — Résultats, histologiques et fonctionnels, de cette lésion. — Existence clinique des lésions aseptiques des voies biliaires. — Démonstration, indirecte et directe, de la nature aseptique de ces lésions. — Pathogénie de la sclérose biliaire aseptique.

Si le milieu biliaire, assimilable à cet égard au milieu urinaire, est, comme nous l'avons démontré, normalement aseptique, il est facile de montrer que l'état pathologique modifie profondément le régime biologique de ces voies, comme il modifie celui des voies urinaires; et qu'une étroite communauté organique réunit dans les mêmes lois générales la vie normale et pathologique des deux systèmes excréteurs de la bile et de l'urine.

Du point de vue pathologique, l'analogie est si parfaite entre les deux appareils, que l'on dirait calqués l'un sur l'autre les tableaux des grandes lésions qui les affectent et des conséquences, tant mécaniques que microbiennes, de ces lésions, et qu'un même plan d'ensemble préside à leurs destinées pathologiques.

Rétrécissement intrinsèque ou extrinsèque des voies inférieures; dilatation mécanique et dystrophie consécutive des voies moyennes, puis supérieures; retentissement de proche en proche et ascension progressive des lésions; accidents lithiasiques; infection, suppurée ou non, des voies malades; envahissement du parenchyme glandulaire sécréteur, altération qualitative et quantitative du liquide excrété; phénomènes de fièvre et de cachexie, liés à l'invasion septique et toxique de l'économie : tout ce bilan morbide est commun aux deux appareils, et obéit, chez tous deux, aux mêmes lois de succession.

Sans insister davantage sur ce rapprochement, établissons la succession des deux phases d'*asepsie* et d'*infection* par lesquelles passent les voies biliaires, lorsque, à la suite d'une lésion mécanique, elles se laissent envahir par une infection secondaire.

Il nous faut tout d'abord démontrer la réalité de la période aseptique des lésions ; ensuite, nous essayerons d'analyser le mécanisme et de déterminer les agents de l'infection.

Période aseptique des lésions biliaires

Il peut arriver qu'une lésion mécanique des voies biliaires soit infectée dès le début, et que la contamination microbienne soit contemporaine de l'altération mécanique des canaux. L'expérience peut, comme nous le verrons, réaliser d'un même coup (ligature du cholédoque près du duodenum) ce double processus.

Il est également facile de concevoir théoriquement, et d'exécuter expérimentalement, la dissociation de ces deux processus d'infection et d'obstruction : on réalise le premier par une injection microbienne dans les voies biliaires libres ; et le second par une ligature des voies biliaires, située dans la portion supérieure du cholédoque. ((Consulter les expériences (infection staphylococcique sans ligature, ligature aseptique supérieure du cholédoque.))

Le type des lésions mécaniques simples (période aseptique des affections biliaires) est réalisé, par conséquent, dans la ligature expérimentale supérieure du canal cholédoque. Mais c'est là une lésion de laboratoire, et l'on doit se demander si la lésion expérimentale ainsi créée est rigoureusement assimilable aux cas analogues de la clinique. Or, il est permis de répondre par l'affirmative pour certains cas d'obstruction chronique, le plus souvent calculeuse, du cholédoque, caractérisés par le syndrome : ictère par rétention, apyrexie constante et complète, absence de tout symptôme inflammatoire local.

Ces cas ne sont pas rares : il est vrai qu'ils ne persistent pas indéfiniment tels, et qu'ils se compliquent généralement, par la suite, d'accidents fébriles, c'est-à-dire infectieux. Mais bien des obstructions biliaires traversent, à leur début, une période, plus ou moins longue, d'asepsie parfaite, dont il est facile de trouver des observations cliniques satisfaisantes et des preuves nécroptiques péremptoires.

Le meilleur critérium de l'asepsie des voies biliaires, en pareil cas, est, quand on peut l'invoquer, le critérium expérimental. Or, ce critérium peut, ici, être fourni de deux façons : il peut résulter d'un épanchement intrapéritonéal de la bile, consécutif à la rupture, en arrière de l'obstacle, des voies biliaires. Cet épanchement accidentel réalise une inoculation spontanée du péritoine par le liquide suspect : or, si cette inoculation reste inoffensive et ne provoque pas, de la part de la séreuse, de réaction appréciable, les plus grandes probabilités sont en faveur de l'asepsie de la bile épanchée : par conséquent, la bile était aseptique dans son réservoir. Le critérium expérimental peut encore être fourni, en cas d'intervention chirurgicale sur les voies biliaires oblitérées : si la bile, recueillie proprement, est reconnue exempte de microorganismes, à la triple épreuve de l'examen microscopique direct, des cultures et des inoculations, la démonstration absolue de l'asepsie de la bile est faite.

Or, on peut dire que nous sommes maintenant en possession de cette double démonstration expérimentale. En effet, sans parler des observations cliniques de rétention biliaire apyrétique et aphlegmasique, qui sont nombreuses, et dont nous rapportons un exemple, les cas de rupture, traumatique ou spontanée, des voies biliaires, au cours d'une obstruction chronique du cholédoque, sans réaction inflammatoire consécutive du péritoine, forment le premier contingent de preuves. Et nous avons eu la bonne fortune d'apporter le second contingent, en démontrant, par les divers procédés bactériologiques, l'asepsie parfaite du contenu de la vésicule, notamment dans un cas d'obstruction chronique et de dilatation de ce réservoir.

Par conséquent, les lésions mécaniques, simples, aseptiques, des voies biliaires, existent et sont même susceptibles d'un diagnostic clinique suffisamment précis. Elles sont tout à fait comparables aux lésions de la période aseptique des rétentions d'urine, caractérisées par la dilatation simple des réservoirs chroniquement distendus. (Guyon et Albarran.)

La production expérimentale de cet ordre de lésions, avons-nous dit, est possible. Pour réaliser l'obstruction aseptique du cholédoque, il faut opérer les animaux en s'entourant des précautions de propreté les plus rigoureuses, et exécuter la laparotomie le plus vite possible, pour diminuer les chances d'infection. De plus, il faut avoir grand soin de pratiquer la ligature du cholédoque assez près de la bifurcation des canaux cystique et hépatique : en prenant cette précaution, on évite de comprendre, en amont de la ligature, une portion du canal normalement habitée par les bactéries qui végètent dans la dernière partie du cholédoque. Autrement, on s'expose à retenir des microbes dans les voies biliaires, et à déterminer une infection de celles-ci, qu'on n'a pas importée, mais dont on provoque le développement par le fait de la lésion expérimentale, créée par la ligature. Netter (1) a fait à ce sujet des expériences qui démontrent qu'en liant le cholédoque immédiatement au-dessus de l'ampoule de Vater, on enferme, dans les voies biliaires, les microorganismes qui habitent normalement la dernière portion du canal. « Dans ces conditions, dit Netter, les cultures de bile « prises dans la vésicule ne restent plus stériles. »

Nous avons donc pratiqué, dans les conditions énoncées, plusieurs ligatures du canal cholédoque, surtout chez le chien ; et, en sacrifiant l'animal à diverses périodes après l'opération, nous avons constaté l'asepsie de la bile renfermée dans la vésicule distendue. Un de nos chiens avait survécu trois mois à la ligature du cholédoque, parce que celle-ci n'avait déterminé qu'une oblitération incomplète du canal, comme on le voyait nettement à la stricture du cholédoque. La bile, dans ce cas, était aseptique, ainsi que le foie, comme on pouvait d'ailleurs le supposer, d'après l'histoire clinique des accidents présentés par ce chien, et comme l'examen bactériologique post-nécroptique l'a démontré. C'est donc là un cas type de rétention biliaire aseptique, chronique.

____

(1) NETTER. *Bull. Soc. Anat.* 29 octobre 1886.

On crée ainsi une lésion expérimentale analogue à celle qu'ont déterminée, dans des expériences classiques, Straus et Germont(1), lorsqu'ils ont pratiqué la ligature aseptique de l'uretère. Albarran, en reprenant ces expériences, est arrivé aux mêmes résultats ; et, aux points de vue macroscopique, histologique et bactériologique, les résultats de l'expérimentation sont exactement superposables aux constatations faites sur les malades.

Dans leurs célèbres expériences, Charcot et Gombault (2) avaient aussi pratiqué la ligature du cholédoque, mais les résultats de l'examen microscopique des voies biliaires ne laissent pas de doute sur l'intervention d'un élément septique dans les lésions consécutives à l'obstruction du cholédoque. Nous reviendrons, dans un autre chapitre, sur les résultats détaillés et la grande portée de ces expériences. Qu'il nous suffise de faire remarquer ici qu'elles ne peuvent être, dans leurs conclusions, appliquées à l'étude des obstructions aseptiques, mais bien à celle des oblitérations septiques des voies biliaires.

Dans un travail du même ordre, Lahousse (3) a constaté l'évolution suivante des lésions consécutives à la ligature du cholédoque.

Dans la première phase (stade aigu), on observe de la congestion sanguine, de la dilatation des lymphatiques, un début de nécrose cellulaire; puis, de la dilatation des vaisseaux, de la coloration pigmentaire du parenchyme hépatique, enfin une accumulation de leucocytes entre les lobules. Dans la seconde phase (stade chronique), c'est l'hyperplasie du tissu conjonctif interlobulaire et l'atrophie lente du parenchyme débutant à la périphérie du lobule. La lésion dominante et systématique est la distension du réseau biliaire et une altération des cellules hépatiques caractérisée par la tuméfaction trouble ou la stéatose : ces altérations cellulaires dépendent probablement de l'irritation exercée sur les cellules par la bile résorbée.

(1) STRAUS et GERMONT. Des lésions histologiques du rein chez le cobaye à la suite de la ligature de l'uretère. *Arch. de Physiol.* 1882, p. 336.

(2) CHARCOT et GOMBAULT. Note sur les altérations du foie consécutives à la ligature du canal cholédoque. *Arch. de Phys.* 1876, p. 272.

(3) E. LAHOUSSE. Recherches expérimentales sur l'influence exercée sur la structure du foie par la ligature du canal cholédoque. *Arch. de Biolog.* 1887, T. VII, fascicule I,

Au cours de ses expériences, qui ont porté sur des grenouilles, des cobayes et des lapins, Lahousse n'a donc point constaté de lésions suppuratives : il n'est nulle part, dans ses descriptions, fait mention d'abcès. Une infiltration de cellules embryonnaires est notée comme le seul phénomène d'ordre inflammatoire aigu qui soit apparu à la suite de la ligature expérimentale.

Si nous rapprochons ces lésions de celles que nous avons obtenues, nous constatons, sinon une identité, du moins une grande ressemblance entre les deux séries de résultats. Et, si nous comparons l'ensemble de ces résultats à ceux qu'ont obtenus Straus et Germont et Albarran, en opérant sur le rein, nous sommes en droit d'établir encore une assimilation entre les deux séries de données expérimentales, et de conclure qu'une oblitération aseptique des conduits excréteurs des appareils glandulaires détermine, dans le système de ces conduits, de la dilatation mécanique, et dans le parenchyme sécréteur, des altérations cellulaires d'ordre dégénératif plutôt qu'inflammatoire ; et enfin des lésions interstitielles péricanaliculaires, caractérisées par une réaction très subaiguë, modérée, du tissu conjonctif, évoluant, sans suppuration, vers une sclérose atténuée. Dans le foie, la réaction conjonctive paraît être un peu plus vive que dans le rein.

Deux facteurs, en ce genre d'expériences, entrent en jeu pour produire ces lésions : l'un, physique, c'est l'augmentation de pression intra-canaliculaire du liquide excrété ; l'autre, chimique, c'est l'action spéciale, toxique, irritante, de ce liquide, modifié d'ailleurs dans sa composition par les nouvelles conditions de sa production, sur les cellules glandulaires. Albarran attribue à l'urine aseptique, qu'il qualifie, avec justesse, d'irritant atténué, la sclérose rénale consécutive aux oblitérations aseptiques de l'uretère. Par une légitime assimilation, nous sommes en droit, devant les mêmes réactions anatomo-pathologiques, d'attribuer à la bile aseptique le même rôle pathogénique, dans la sclérose hépatique consécutive aux oblitérations aseptiques du cholédoque.

Transportons ces données de l'expérience dans le domaine de l'observation clinique. Nombreuses sont les observations d'obstruction aseptique des voies biliaires. Leurs caractères cliniques sont ceux que la théorie peut faire prévoir. Si l'oblitération porte sur le cholédoque, elle détermine un ictère chronique par rétention, avec toutes ses conséquences ; de l'augmentation de volume d'abord, de la rétraction ensuite du foie et de la vésicule ; ces symptômes évoluent sans fièvre, sans signes d'inflammation locale. Si l'oblitération porte sur le canal cystique seulement, elle produit de la distension, puis de la dilatation de la vésicule, sans ictère permanent ; et la dilatation du réservoir biliaire peut atteindre d'énormes proportions.

Souvent, à la phase de dilatation, succède une phase de rétraction et d'atrophie de la vésicule. Mais, quelle que soit son évolution, tant qu'elle reste aseptique, l'hydropisie de la vésicule est une lésion froide et apyrétique.

L'étude des lésions aseptiques des voies biliaires, par l'examen des conditions nouvelles créées dans le milieu biliaire par la stase mécanique et ses conséquences, nous prépare à la conception de l'infection biliaire secondaire.

En effet, si bien des malades meurent après avoir été tout le temps des biliaires aseptiques, un nombre beaucoup plus considérable d'autres malades, après être restés plus ou moins longtemps dans cette phase aseptique, entrent, pour une raison ou une autre, dans la période septique. C'est cette période dont il nous faut maintenant étudier les origines, les accidents et les terminaisons.

CHAPITRE XI

Infection secondaire aux corps étrangers des voies biliaires

Origine *intestinale* (noyaux, vers) ou *hépatique* (vésicules hydatiques) des corps étrangers des voies biliaires. — Importance de cette notion d'origine au point de vue de l'infection. — *Helminthiase biliaire* (lombrics, distomes, tænias). — *Hydatides.* La migration des vésicules provoque l'infection qui envahit secondairement la cavité du kyste. — Caractère *bactérifère* de presque tous ces corps étrangers. — Leur introduction dans les canaux représente une sorte de cathétérisme septique des voies biliaires.

Les corps étrangers qui peuvent, par leur présence dans les voies biliaires, provoquer des accidents d'obstruction, et devenir ainsi la cause occasionnelle d'une infection de ces voies, sont presque toujours d'origine intestinale : ils remontent le cours de la bile dans le canal cholédoque, et s'arrêtent en un point de ce conduit, où leur enclavement détermine l'obstruction biliaire. — Parfois, dans une migration plus lointaine encore, ils pénètrent jusque dans les canaux hépatiques et s'enkystent dans le foie ; ou bien, ils remontent le canal cystique et tombent dans la vésicule. Ces corps migrateurs sont presque toujours des corps vivants : ce sont des vers, qui appartiennent à la catégorie des représentants les plus petits du parasitisme animal de l'intestin : des ascarides et des distomes. Le volume des tænias est incompatible avec leur pénétration dans les voies biliaires. Néanmoins quelques observations prouvent qu'on doit leur imputer certains accidents d'ictère infectieux, dont nous essaierons d'interpréter la pathogénie.

En dehors de ces parasites, on a parfois observé l'enclavement, à l'orifice duodénal du cholédoque, de noyaux (cerise, prune) ou de pépins (raisins, groseilles); d'autres fois, on a constaté la présence, au centre de certaines concrétions calculeuses, soit de ces graines végétales, soit de fragments d'os ou d'aiguilles, qui avaient servi de centres de formation aux calculs. Mais, dans presque tous ces cas, existait auparavant une dilatation des voies biliaires due à une lithiase ancienne.

Enfin, dans une seconde catégorie de cas, les corps étrangers des voies biliaires ne sont plus d'origine intestinale, mais d'origine hépatique. Partant du foie, ils s'engagent dans les voies biliaires par l'extrémité périphérique des canaux, qu'ils descendent de haut en bas, dans le sens même du courant naturel de la bile : ce sont les vésicules hydatiques, qui proviennent d'un kyste du foie rompu dans les voies biliaires.

Au point de vue de l'infection, le point de départ originel et le sens de la migration des corps étrangers donnent lieu à d'intéressantes considérations : en effet, dans le cas où les parasites viennent de l'intestin, ils apportent avec eux les éléments microbiens d'une infection, qui, à la faveur du traumatisme créé par l'entrée du parasite dans les voies biliaires, a toutes les chances de se développer.

Dans le cas contraire où le corps étranger vient du foie, il n'apporte avec lui (à moins d'infection antérieure du kyste) aucun germe pathogène.

La clinique confirme les inductions théoriques que nous venons d'exposer.

La littérature médicale n'est pas très riche en documents relatifs à *l'helminthiase biliaire,* car les observations d'une pareille lésion sont rares.

Davaine, dans son traité classique (1), les a presque toutes rassemblées, et Frerichs en comptait 37 cas dans la science, en 1877. De l'examen de cette série d'observations, ressort la conclusion que la migration des corps étrangers, d'origine intestinale, dans les voies biliaires, équivaut, non seulement à une obstruction mécanique apportée au cours de la bile, mais encore, le plus souvent, à une infection grave du milieu biliaire.

C'est ici le lieu de rappeler le cas classique, rapporté par Lieutaud (2), d'un garçon de 14 ans, mort rapidement avec des acci-

---

(1) DAVAINE. *Traité des Entozoaires.* Paris, 1860, p. 156.
(2) LIEUTAUD. *Historia anatomico-medica.* Parisiis, 1767, t. I, p. 210, obs. 907.

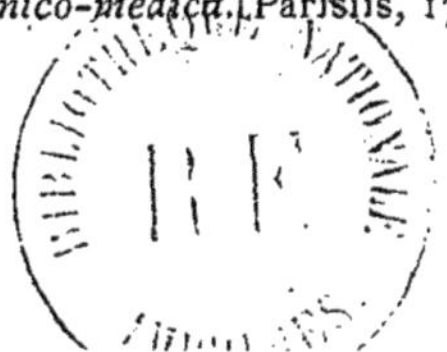

dents de fièvre, d'ictère par rétention, de convulsions et de douleur de foie, et à l'autopsie duquel on trouva, avec les signes d'une rétention biliaire récente, le canal cholédoque obturé par un gros lombric; le tube gastro-intestinal était habité par une grande quantité de ces ascarides.

Citons aussi le cas de Bonaparte, de Pise, pour ainsi dire copié sur le précédent, et celui dont Kartulis a rapporté l'observation dans le *Centralblatt für Bakteriologie* (1), où, à l'autopsie d'un homme de 20 ans, mort avec un gros foie douloureux et de la fièvre, on trouva un intestin rempli d'ascarides, et trois de ces vers dans le cholédoque, trois dans l'hépatique, et cinq dans la vésicule biliaire; quatre-vingts ascarides, plus petits, étaient dans les ramifications intra-hépatiques des voies biliaires. Les canaux biliaires étaient atteints d'angiocholite suppurée.

Si l'on cherche à résumer l'action pathogène de ces parasites sur les voies biliaires, on peut, au point de vue de l'infection, grouper ainsi les effets observés.

Dans certains cas, fort rares, l'helminthiase biliaire semble ne déterminer ni lésions ni symptômes d'infection ((cas de Cruveilhier (2))).

Parfois, elle ne provoque point de lésions, mais un syndrome, de nature convulsive, d'allure suraiguë, sur la pathogénie duquel il est difficile de se former une opinion (cas de Lorry (3), de Guersant (4)).

Le plus souvent, l'helminthiase biliaire détermine une angiocholite aiguë, qui suppure rapidement, et engendre deux sortes de lésions, ou des dilatations ampullaires, irrégulières, des canaux biliaires intra-hépatiques, qui représentent de petites cavités remplies de pus, au milieu desquelles se retrouvent les ascarides pelotonnés; ou bien des ulcérations multiples des canaux biliaires,

---

(1) Kartulis. Migration d'un grand nombre d'ascarides lombricoïdes dans les conduits biliaires et le foie. (*Centrablatt f. Bakteriologie und Parasitenkunde*, n° 3, 1887.)

(2) Cruveilhier. *Dict. de méd. et de chirurg. prat.* Art. Entozoaires, 1831, t. VII, p. 340.

(3) Lorry. *De melancholia et morbis melancholicis.*

(4) Guersant. *Dict. de méd.*, en 21 vol., 1828. Art. Ver.

qui s'ouvrent ainsi en plein parenchyme glandulaire, et donnent lieu à de multiples abcès du foie, enkystés ou communiquant avec les voies biliaires, et contenant ces parasites ((cas de Laënnec(1), de Tonnelé(2), de Forget (3), de Kartulis (4)). Ces abcès peuvent même acquérir de grandes dimensions, et s'ouvrir, soit en dehors (Kirkland) (5), soit dans les poumons (Lobstein) (6), (Lebert) (7), et le lombric est expulsé avec le pus.

Dans d'autres cas, les voies biliaires, sous l'effort du traumatisme vermineux, se rompent, et il s'ensuit une péritonite rapidement mortelle ((cas de Fontaneilles(8), de Lorrentini (9)). Ces quelques cas de péritonite sont une démonstration expérimentale bien nette de la septicité des voies biliaires ainsi envahies par les vers intestinaux.

Les *distomes* peuvent aussi remonter les voies de la bile. On a trouvé le distome hépatique et le distome lancéolé ; comme chez le mouton, où la présence de ces parasites détermine de l'angiocholite chronique et des accidents mortels. Chez l'homme, les observations de cas analogues sont trop rares pour nous permettre d'en établir le bilan infectieux.

Les *tænias* ne peuvent évidemment devenir les agents d'une infection biliaire que par un mécanisme indirect, d'ailleurs hypothétique : par la fixation de leur tête, ou l'accolement de leurs anneaux au niveau de l'ampoule de Vater, et l'oblitération secondaire de l'orifice. Quel que soit le procédé mécanique de cette influence nocive, la possibilité n'en semble guère contestable, quand, après le cas déjà ancien de Moreau(10), qui observa un ictère intermittent, avec gonflement douloureux du foie, guéri par l'expulsion de plusieurs tænias, on médite l'observation que M. Letulle a rapportée,

(1) Laennec. *Dict. des Sc. méd.* Art. Ascarides, p. 344.
(2) Tonnelé. *Journ. hebdomadaire.* Paris, 1827, t. IV.
(3) Forget. *Union médicale.* 29 mai 1856.
(4) Kartulis. *Loc. cit.*
(5) Kirkland. *An inquiry into the present state of medical surger.*
(6) Lobstein. *Journal complémentaire*, 1820, t. XXXIV, p. 172. London, 1786.
(7) Lebert. *Traité d'Anat. patholog.* Paris, 1860, t. I, p. 422.
(8) Fontaneilles. Sur une perforation faite par un ascaride lombroïde qui a causé la mort. *Rev. médicale*, sept. 1825, t. III, p. 204.
(9) Lorrentini. Cité par Guersant.
(10) Moreau. *Journal général de médecine de Sédillot*, t. LXXV, p. 226.

sous le titre de : *Tænia solium. — Accidents hépatiques, ressemblant au début d'une cirrhose, et rapidement amendés après l'expulsion de l'helminthe* (1).

Au cours de cette observation, on assiste au développement progressif d'un syndrome hépatique (subictère, ascite, épistaxis, rate et foie augmentés de volume), qui cède à l'expulsion d'un tænia déjà très ancien. Après l'expulsion de l'helminthe, éclatent, chez le malade, à deux jours d'intervalle, deux accès de fièvre intermittente hépatique, typiques, qui ajoutent un surcroît de preuves à l'infection biliaire.

M. Letulle, d'accord avec son maître, le professeur Vulpian, fait suivre son observation de judicieuses réflexions, dont voici la substance :

La présence d'un tænia dans l'intestin grêle, a provoqué une hépatite interstitielle chronique (ascite et subictère, augmentation de volume du foie et de la rate), dont les lésions, au début, ont, à la suite de l'expulsion du tænia, rétrocédé, contrairement à celles des hépatites de l'alcool et de la syphilis. Par quelle voie s'était transmise au foie l'influence pathogène ? Par voie réflexe, ou par propagation de l'irritation intestinale au foie, par l'intermédiaire du canal cholédoque ? Le problème pathogénique n'est pas facile à résoudre. Et puisque M. Letulle déclare ouvert à ce sujet le champ des suppositions, nous croyons que l'hypothèse d'une infection biliaire subaiguë, consécutive à l'implantation du ver sur l'orifice duodénal du cholédoque, peut être fondée sur les phénomènes inflammatoires subaigus dont le foie a été subitement atteint, l'intumescence de la rate, l'ictère, et sur l'apparition de la fièvre, à type intermittent biliaire.

L'observation de M. Letulle, en dehors de la curieuse rareté du cas rapporté, comporte en elle un double intérêt : en effet, elle apporte une preuve clinique de plus : d'une part, à la théorie infectieuse de la cirrhose biliaire, et, d'autre part, à la notion de la possibilité de l'arrêt du processus inflamma-

(1) Letulle. *Revue de médecine*, 1882, p. 439.

toire périlobulaire, c'est-à-dire à la curabilité de certaines cirrhoses (1).

Les *vésicules hydatiques* s'engagent dans les voies biliaires par
l'extrémité périphérique du réseau : elles constituent, comme nous
l'avons dit, au point de vue de l'infection, une catégorie spéciale de
corps étrangers, qui, venant du foie, n'apportent point primitivement avec eux de germes pathogènes. Mais, en revanche, elles
engendrent sur leur passage une série de redoutables complications, et leur présence, dans les canaux de la bile, peut être considérée comme une des causes occasionnelles les plus graves de
l'infection biliaire.

En effet, les vésicules hydatiques qui sont, en général, d'un assez
gros volume, provoquent en passant une dilatation considérable
des canaux biliaires : comme ces vésicules sont nombreuses, leur
évacuation dans l'intestin se fait par plusieurs poussées, en plusieurs
voyages, qui provoquent d'ailleurs autant de coliques hépatiques ;
il en résulte que la dilatation des conduits biliaires tend à persister,
à devenir permanente ; et, en effet, aux nécropsies, on trouve des
voies dilatées au point d'admettre le petit doigt. Dans ces conditions, la voie est largement ouverte aux migrations infectieuses, qui
partent de l'intestin, foyer septique, pour arriver à la cavité du
kyste rompu dans les voies biliaires, foyer malade et exposé. Ce
foyer peut alors être comparé à celui d'une fracture, qui, de simple
et fermée, devient ouverte, compliquée. La cavité du kyste s'infecte
par les voies biliaires dilatées et béantes ; et des accidents septiques
graves, locaux et généraux, trahissent l'infection suppurative ou
gangréneuse de la tumeur hydatique.

Rien n'est plus instructif, pour se convaincre que tel est le mécanisme de l'infection et telle la filiation des acccidents, que de lire les
observations, suivies d'autopsies, que Murchison a annexées au
chapitre de la tumeur hydatique de son traité. En effet, si l'on peut,
dans certains cas, discuter sur la voie suivie par les agents infectieux

(1) On consultera aussi avec intérêt, à propos des accidents biliaires, d'allure infectieuse, provoqués par l'helminthiase intestinale, une curieuse observation publiée par
H. Cramer (Deutsch. med. Woch., 1889, n° 15). Le cas est compliqué d'une intoxication par la santonine : mais la pathogénie des accidents infectieux mérite d'être discutée, dans le sens indiqué par l'observation de M. Letulle.

responsables de la suppuration des kystes hydatiques, dans les observations de Murchison, la question n'est pas difficile à juger ; et l'on peut presque dire que ce serait enfoncer une porte ouverte, que de s'attacher à démontrer que, dans ces cas, la voie suivie par l'infection a été la voie biliaire, alors que celle-ci est si largement béante dans la cavité kystique. Nous reverrons plus loin les conséquences de l'infection biliaire sur l'évolution des kystes hydatiques.

En résumé, si les corps étrangers des voies biliaires sont rares, on voit qu'ils sont presque toujours, en vertu de leur origine intestinale, *bactérifères*. Quand ils ne le sont pas (vésicules hydatiques), ils ouvrent une large voie à l'infection intestinale, par la dilatation répétée et considérable qu'ils font subir aux voies qu'ils traversent.

Nous souvenant du parallèle que nous avons, au point de vue de la pathogénie de l'infection, établi entre les voies biliaires et les voies urinaires, nous pouvons, sans forcer l'esprit de la comparaison, voir dans l'introduction des corps étrangers dans les voies biliaires, l'application, à ces voies, des conditions réalisées, dans la clinique des voies urinaires, par le cathétérisme septique. Dans les deux cas, en effet, il y a introduction, d'avant en arrière, d'un corps étranger septique, bactérifère, capable de semer autour de lui les germes d'une infection, dont l'état du terrain va mesurer l'étendue et la gravité.

CHAPITRE XII

Infection secondaire à la lithiase, au cancer et aux obstructions extrinsèques

Extrême fréquence de l'infection dans la lithiase. — L'infection est la cause de presque tous les accidents graves de l'affection calculeuse des voies biliaires. — Parmi les conditions étiologiques de l'infection dans la lithiase, il faut considérer : *L'organisme* (cachexies, intoxications); *l'organe biliaire* (dilatation, *asystolie biliaire*, etc.). — Analogies avec les lithiases rénale et salivaire. — *Les calculs*, qui provoquent d'autant moins l'infection qu'ils sont situés plus loin de l'intestin (loi du *siège*), hydropisie et empyème de la vésicule; plus réguliers et plus lisses (loi de la *forme*); moins nombreux (loi du *nombre*); plus petits (loi du *volume*). — *Le traumatisme,* interne et externe. — *Les infections générales*, leur localisation biliaire. — La lithiase, cause certaine, résultat possible, de l'infection.—L'infection dans le cancer. L'infection dans l'obstruction extrinsèque, sa moindre fréquence.

L'infection biliaire dans la lithiase

De toutes les causes d'appel de l'infection biliaire, la lithiase est de beaucoup la plus fréquente. Si le nombre des cas est grand, où la lithiase biliaire reste latente durant toute son évolution, et où l'autopsie révèle dans la vésicule des calculs dont rien n'avait, pendant la vie, accusé la présence; si l'occasion n'est pas rare non plus, de constater chez les malades les accidents apyrétiques de la lithiase simplement douloureuse, il est encore plus fréquent d'assister à l'éclosion et au développement d'accidents inflammatoires et fébriles, qui annoncent, chez les calculeux, l'infection secondaire des voies biliaires. Dans leur apparition, ces accidents comportent un double enseignement : en effet, ils complètent le diagnostic, en signalant l'entrée en scène, dans le procès pathologique, d'un nouvel élément, l'élément infectieux; et ils aggravent le pronostic, en indiquant l'addition aux dangers mécaniques de la lithiase d'un facteur de gravité qui est, au demeurant, l'agent principal de toute cette « iliade de maux », dont parle Charcot, quand il énumère la longue série des complications de l'affection calculeuse des voies biliaires.

Les causes générales de l'infection, dans la lithiase biliaire, sont les mêmes que dans la lithiase urinaire : c'est un processus secondaire, d'origine extrinsèque, qui, à cause de la déchéance des tissus malades, succède aux lésions mécaniques primitives des réservoirs. Cette infection n'est fatale, ni dans son apparition, ni dans son développement ; mais, subordonnée à la force de résistance et aux qualités de réaction du terrain infecté, elle est susceptible, dans ses progrès et ses reculs, d'oscillations irrégulières et de capricieuses alternatives.

Ces variations dans la marche de l'infection biliaire, tiennent à l'état de l'organisme malade, à l'état de l'organe intéressé, à l'état des calculs qui sont des agents vulnérants, dont le siège, le nombre et les qualités ont une grosse part dans la pathogénie des accidents infectieux ; enfin, à l'intervention d'autres éléments, tels que le traumatisme, ou l'entrée en scène d'une autre infection, la fièvre typhoïde, par exemple, qui peut déterminer l'apparition ou modifier la marche de l'infection biliaire.

Les conditions, relatives au malade, qui favorisent l'infection biliaire dans la lithiase, se résument dans la détérioration générale du terrain. Celle-ci est le résultat de la vieillesse, des intoxications, principalement de celles qui lèsent le foie (alcoolisme, saturnisme, phosphorisme), des cachexies (impaludisme, tuberculose, misère), de la puerpéralité. Les infections biliaires frappent en effet surtout ceux des calculeux dont une de ces tares a compromis la résistance générale.

Les conditions relatives à l'organe intéressé se résument dans les lésions locales antérieures des voies biliaires. Toute obstruction calculeuse de date ancienne dilate les voies biliaires : cette dilatation atteint parfois des proportions extrêmes : surtout marquée dans les gros troncs, elle se généralise, dans les cas invétérés, à tout l'arbre biliaire. Cette dilatation mécanique des cavités ne va pas sans une dystrophie progressive des parois chroniquement distendues : et ces altérations, entraînant une diminution notable

de la force contractile du tissu musculaire, et de la force élastique
du tissu conjonctif des canaux provoquent, à la longue, un véritable état d'*asystolie biliaire;* cette asystolie s'ajoute à l'obstacle mécanique, apporté par le calcul à l'excrétion; et, de la sorte, pendant
que d'un côté augmente la stase de la bile, de l'autre, diminuent
les éléments de la réaction organique : alors s'aggrave rapidement
la situation pathologique, parce 'que la dilatation asystolique du
cholédoque multiplie, pour les voies biliaires, les chances d'infection du côté de l'intestin. D'un autre côté, les calculs qui siègent
très fréquemment (en cas d'obstruction biliaire), dans la dernière
portion du cholédoque, l'irritent et le contusionnent, précisément
au niveau où la muqueuse de ce canal est normalement habitée
par les bactéries pathogènes que nous y avons reconnues. Dès
lors s'effectue, de proche en proche, une inoculation bactérienne
progressivement envahissante; le milieu de culture est plus ou
moins favorable à la pullulation de ces agents pathogènes; mais on
sait qu'il n'existe d'autres limites à cette ascension parasitaire que
celle du réseau biliaire lui-même, et que, dans certains cas (comme
nous le verrons au chapitre des complications), l'infection, partie
des voies biliaires, s'est généralisée à toute l'économie.

En outre, la muqueuse de la vésicule est comme gaufrée d'alvéoles
polygonaux, circonscrits par les tractus fibro-musculaires hypertrophiés de la paroi : ces alvéoles, en cas de stase par rétention de
la bile, participent à la dystrophie pariétale; ils se creusent, se
dilatent, s'irritent; dans leurs culs-de-sac se concrète et cristallise
la bile épaissie et stagnante; dès que les bactéries sont entrées
dans les canaux biliaires, elles trouvent, dans ces petites cavités
ampullaires, autant de ballons de culture, où elles prolifèrent et
déterminent autant de foyers d'angiocholite subaiguë (1). Enfin,
dans les culs-de-sac des glandules muqueuses irritées, la pullulation microbienne se cantonne, comme, au cours des uréthrites
chroniques, se cantonne la folliculite dans les culs-de-sac des
glandes de Littré (Fig. III.) Ce sont là les lieux d'élection d'un

---

(1) Bouchaud. Du mode de formation des ulcérations calculeuses de la vésicule
biliaire. *Arch. de méd.*, 1880, p. 187.

travail ulcératif progressif, qui peut aboutir plus tard à la perforation de la paroi. De nombreuses observations, avec nécropsies, démontrent l'exactitude de cette topographie initiale du processus ulcératif (1).

Ainsi, stase biliaire par rétention, dilatation des cavités, altérations dystrophiques des parois, asystolie des tuniques contractiles, disposition alvéolaire et folliculites ulcératives de la muqueuse : telles sont les grosses lésions qui préparent le terrain à l'infection ascendante des voies biliaires.

L'expérimentation réalise facilement cet enchaînement de lésions. La ligature du cholédoque, au niveau du duodenum, crée l'obstruction des voies et ses conséquences mécaniques; et le fait de pratiquer à ce niveau la ligature, retient dans les voies biliaires les bactéries pathogènes, qui, à la faveur des conditions de milieu nouvelles que leur crée la stase biliaire, vont envahir les canaux dilatés (2). La plupart des expériences de ligature du cholédoque réalisent ce double processus : ce sont des rétentions septiques qu'elles déterminent en amont de la partie serrée. Ce sont les lésions de l'obstruction septique que réalisèrent Charcot et Gombault, dans leurs expériences; et, d'ailleurs, à cet égard, les auteurs sont fort explicites dans leurs conclusions.

La cirrhose biliaire, qu'on l'observe en clinique ou qu'elle relève de l'expérience, est bien une sclérose septique de la glande biliaire. Ce processus n'est d'ailleurs pas isolé dans la pathologie glandulaire. Il est d'observation courante dans le rein, dont la sclérose septique n'est plus à démontrer. Dans les glandes salivaires, si le même enchaînement de lésions est plus rare, c'est que les conditions immédiates qui président à ses origines sont elles-mêmes plus rarement réalisées. Mais, quand ces conditions existent, aux mêmes causes succèdent, dans des organes similaires, les mêmes effets : ainsi, à cet égard, M. P. Berger a communiqué à la société de Chirurgie l'observation la plus instructive (3).

<hr>

(1) SEUVRE. Calculs biliaires. Cholécystite ulcéreuse; perforation de la vésicule. Péritonite généralisée. *Bull. Soc. Anat.*, 1873.

(2) NETTER. *Progrès médical*, 1886, p. 992.

(3) P. BERGER. *Sur les altérations de la glande sous-maxillaire consécutive à la lithiase salivaire.*

Dans ce cas, à une obstruction calculeuse chronique du canal de Warthon, avait, ainsi que le démontre l'examen microscopique de la glande enlevée (1), succédé un double processus. Il existait, d'une part, une sclérose périlobulaire diffuse, avec dilatation des conduits excréteurs ; et, d'autre part, une infiltration leucocytique en foyers, présentant tous les caractères du tissu de granulation du néoplasme infectieux.

La combinaison de la lésion mécanique avec la lésion infectieuse est ici de toute évidence. C'est un exemple de sclérose salivaire septique, comparable à la sclérose biliaire du même ordre.

Les conditions relatives aux calculs sont inhérentes au siège, au nombre, à la forme des cholélithes. En vertu du régime microbien normal des voies biliaires, on peut établir, relativement au siège des calculs, la loi générale suivante : plus les calculs sont éloignés de l'intestin, moins ils donnent de prise à l'infection. En effet, les calculs qui ne blessent point le cholédoque, y réveillent moins facilement le microbisme latent et normal de sa dernière portion. Par conséquent, les calculs de la vésicule sont ceux qui ont le plus de chances de rester aseptiques. Ceux qui restent enclavés dans la lumière ou enchatonnés dans les parois du canal cystique, restent, souvent fort longtemps à l'abri de toute infection : ils jouent même à l'égard des voies situées en amont d'eux, le rôle de bouchon isolateur, de barrière protectrice contre l'invasion microbienne ; ils défendent le cholécyste contre l'infection.

C'est par le mécanisme de cette obstruction aseptique que naît l'hydropisie de la vésicule. Nous n'avons pas ici à expliquer le processus par lequel la bile disparue est remplacée, dans le réservoir dilaté, par la sécrétion muqueuse, fluide, incolore, de l'hydropisie aseptique de la vésicule : nous n'avons en vue que l'explication de l'asepsie de cette sérosité.

Dans d'autres conditions, le liquide cholécystique s'infecte, et l'hydropisie dégénère en empyème : il est évident que cette transformation ne s'opère que par l'intermédiaire des bactéries importées dans la cavité vésiculaire. Lorsque Denucé (2), dans son excellente

(1) L'examen microscopique a été pratiqué par notre collègue PILLIET.
(2) DENUCÉ. *Tumeurs et calculs de la vésicule biliaire*, Th. Agrég., 1886.

thèse, dit que, dans ces cas, les causes de la transformation puru·
lente sont, le plus souvent, inappréciables, il a sans doute raison
au point de vue des causes intimes qui gouvernent les migrations
bactériennes ; mais il a tort, lorsqu'il néglige, à ce propos, de faire
mention de la nécessité de l'intervention d'agents pyogènes.

La *forme* des calculs a aussi son rôle dans l'infection biliaire. Si
les calculs ont une surface lisse et unie, une forme sphéroïdale, des
arêtes mousses, ils sont moins blessants pour la muqueuse que les
contractions de la musculeuse appliquent sur eux ; au contraire, si
leurs arêtes sont vives, leurs aspérités aiguës, ils blessent cette
muqueuse dans leurs déplacements, et favorisent ainsi l'apparition
de l'angiocholite microbienne. La forme des calculs a surtout de
l'influence sur les complications, prochaines et éloignées, de l'infection biliaire. En effet, on comprend que les aspérités des calculs
ouvrent, par les blessures faites à l'épithélium biliaire, autant de
portes d'entrée à l'infection des organes du voisinage, surtout du
parenchyme hépatique (abcès pyohémiques de la lithiase, de Murchison), et du péritoine ; et même, par une diffusion plus lointaine
encore, à l'infection sanguine, ainsi que l'observation de Netter et
Martha en offre un exemple d'une netteté pour ainsi dire expérimentale.

C'est d'ailleurs par ce mécanisme (érosions calculeuses) que se
produisent ces infections éphémères du sang, qui se traduisent par
les accès de fièvre intermittente biliaire. Ce sont là des septicémies
d'une heure ou d'un jour, dont l'origine est dans le passage, dans
la circulation générale, au niveau des voies biliaires infectées et
blessées, des bactéries pyrétogènes ; on retrouve d'ailleurs ces
bactéries, au moment de l'accès fébrile, dans le sang des malades
(Obs. XIII), et dans l'intervalle des accès, parfois dans la rate
(Obs. X et XV).

Le *nombre* et le *volume* des calculs ont aussi, dans l'infection, au
cours de la lithiase, un rôle qui mérite d'être considéré. En effet,
un calcul unique, solitaire, est souvent conciliable avec l'état aseptique du milieu biliaire ; il en est ainsi dans ces cas, si nombreux,
de lithiase latente, où la vésicule contient un gros calcul solitaire ;
les stratifications successives du travail de cristallisation ont lente-

ment accru le volume de la pierre, et celle-ci n'a pas eu de tendance à se déplacer. Les calculs solitaires sont généralement, comme l'on sait, d'un gros volume et d'une forme régulière ; leur surface est lisse et unie. Aussi bien n'est-ce pas eux qui provoquent le plus d'accidents : car, en pathologie biliaire comme en pathologie urinaire, les phénomènes douloureux et inflammatoires de la lithiase sont liés bien plus au nombre et à la mobilité qu'à la grosseur des calculs. En effet, ce qui détermine la cystite calculeuse, c'est, avant tout, la mobilisation des calculs (Guyon) ; or, plus un calcul est petit et léger, plus il est mobile : enfin, quand les calculs sont petits, ils sont nombreux, en général ; aussi, c'est en proportion directe de la quantité et de la petitesse des calculs que se multiplient, dans les voies biliaires, les éléments de contact et les occasions de traumatisme.

Le *traumatisme* est une condition qui détermine parfois et aggrave toujours l'infection biliaire calculeuse. Le traumatisme peut être externe, c'est-à-dire dû à des chocs, des contusions de la région hépatique : la situation superficielle de la vésicule, réservoir ordinaire des calculs, redouble encore les chances du traumatisme. L'observation (Archives de Dixon), citée entre plusieurs, démontre le rôle du traumatisme sur l'évolution de l'infection biliaire calculeuse.

Enfin, il nous reste à examiner une dernière condition, dont l'importance est extrême dans l'étiologie de l'infection de la lithiase : c'est l'influence, sur les voies biliaires des calculeux, des *infections générales*, d'origine extérieure.

Des malades peuvent, pendant fort longtemps, porter dans leurs voies biliaires des calculs qui demeurent aseptiques. Puis, un jour, une infection grave (fièvre typhoïde, par exemple) les atteint, et les bactéries spécifiques de cette infection ou d'autres microbes, sous l'influence de la maladie, envahissent leurs voies biliaires, jusque-là indemnes de tout contage, et y créent l'infection. C'est là un cas particulier de la loi de pathologie générale, sur « le lieu de moindre résistance ».

Nous avons déjà traité de cette condition, au chapitre de l'infection typhique. Il est certain, que, dans nombre de cas, la lithiase appelle sur les voies biliaires les agents infectieux qui ont attaqué l'organisme. Nous avons vu aussi que l'existence d'une lithiase antérieure n'est pas nécessaire pour qu'il y ait infection biliaire spécifique, secondaire à une maladie générale (Obs. VII).

A ce propos, on pourrait, comme nous l'avons déjà fait, se poser la question de savoir si ces infections ne sont pas capables, par l'intermédiaire d'une angiocholite bactérienne, subaiguë ou chronique, de provoquer dans la bile des modifications physico-chimiques, à la suite desquelles se formeraient, par précipitation, des calculs (catarrhe lithogène, de Meckel). Etant donnée, en effet, la probabilité d'une lésion antérieure de la muqueuse biliaire, dans l'étiologie directe de la lithiase, il ne répugne point d'admettre que cette angiocholite catarrhale lithogène puisse être de nature infectieuse, et qu'ainsi on soit en droit de soupçonner, au moins dans certains cas, une origine microbienne au processus qui aboutit à la lithiase biliaire.

Cette question réservée, une fois les calculs formés, la lithiase, devenue cause à son tour, engendre par elle-même des lésions mécaniques qui, pour les raisons que nous venons d'énumérer, peuvent provoquer l'infection des voies biliaires.

L'infection biliaire dans le Cancer

N'ayant pas eu l'occasion d'examiner bactériologiquement le liquide contenu dans les voies biliaires atteintes de dégénérescence cancéreuse, primitive ou secondaire, nous posons la question de l'infection biliaire dans le cancer, sans la résoudre. Cependant, à n'en pas douter, l'examen microbiologique, s'il eût été pratiqué, aurait donné des résultats positifs. En effet, la matière épaisse, puriforme ou hémorrhagique, ichoreuse, souvent fétide, faite d'un mélange de sang, de bile, de mucus, et de suc cancéreux (Durand-Fardel), que l'on trouve, en pareil cas, dans les voies biliaires, représente bien le type des liquides septiques.

En outre, les accidents de péritonite aiguë, que provoque, à la suite de l'ulcération des voies biliaires, l'issue, dans la cavité séreuse, de la moindre quantité de ce liquide, constituent une preuve expérimentale de la septicité du contenu des voies biliaires cancéreuses.

Les accès de fièvre intermittente biliaire que l'on a observés dans le cancer primitif des voies biliaires (1) plaident dans le même sens.

Presque toujours, quatorze fois sur quinze (Bertrand) (2), on trouve, associée au cancer, la lithiase. C'est à propos de cette association qu'on a discuté le problème de savoir laquelle des deux lésions précède et provoque l'autre. La question semble actuellement à peu près tranchée. On admet que, dans la majorité des cas, le cancer précède la lithiase, et qu'il la provoque en déterminant la stagnation de la bile, chez des malades prédisposés déjà, par leur nature arthritique, à la lithiase.

Il nous sera permis d'ajouter qu'à la formation des calculs n'est sans doute pas étrangère, dans ces cas, l'infection biliaire, par le mécanisme de l'angiocholite surajoutée à la lésion organique.

L'Infection dans l'obstruction extrinsèque des voies biliaires

La compression des voies biliaires, principalement du cholédoque, par des tumeurs du voisinage, est assez fréquente. La sclérose ou le cancer de la tête du pancréas, les néoplasmes de l'estomac et du duodenum, du foie, des ganglions sous-hépatiques, du rein droit, les kystes hydatiques, sont les causes ordinaires de l'obstruction d'origine extrinsèque du cholédoque.

Ces cas, dans lesquels est mécaniquement réalisée la rétention pure et simple de la bile, ne s'accompagnent pas, au moins au début, de lésions intrinsèques des voies biliaires. C'est une sorte de ligature expérimentale, spontanée, du cholédoque, dans laquelle le lien est remplacé par la compression du canal, enserré dans le néoplasme ou aplati par la tumeur. Cette ligature pathologique porte plus ou moins haut : le plus souvent, elle est située à la partie inférieure, intrapancréatique ou duodénale du cholédoque. Elle se fait, en général, assez lentement.

Dans ces cas, la lésion mécanique peut parcourir tous les stades de son évolution dans une asepsie complète; et les malades suc-

(1) VILLARD. *Cancer des voies biliaires*. Th. Paris.
(2) BERTRAND. *Cancer des voies biliaires*. Th. Paris.

combent, au milieu du syndrome de la rétention biliaire, aux progrès de la cachexie cancéreuse, précipitée par l'insuffisance hépatique, sans avoir jamais présenté la moindre élévation thermique, la moindre réaction locale, indiquant l'infection du système biliaire.

Cependant le plus souvent, à un moment donné, généralement tardif, de l'affection restée jusqu'alors aseptique, se produit l'infection des voies biliaires obstruées. Le cas rentre alors dans la catégorie ordinaire des infections biliaires secondaires. Seulement comme la lésion causale, généralement cancéreuse, a nécessairement une évolution limitée et assez courte, le malade succombe, avant que l'infection ait eu le temps d'apporter au tableau morbide un changement appréciable.

CHAPITRE XIII

Symptomatologie générale des infections biliaires secondaires

En pathologie urinaire, la période septique des lésions se traduit au chirurgien par des modifications de l'urine (polyurie trouble, etc.), très utiles au diagnostic.— En pathologie biliaire, les modifications de même ordre de la bile échappent au contrôle du médecin. — Symptômes de l'infection biliaire secondaire. — *Fièvre biliaire*. — Ses caractères cliniques. Différents types. Type nerveux, type éphémère : Fièvre hépatalgique (Charcot). — Type intermittent (Fièvre intermittente hépatique). — Type rémittent. — *Pathogénie de la fièvre biliaire*. — Budd. Hypothèse de Charcot, vérifiée par la bactériologie. — Assimilation de cette fièvre à la fièvre urineuse. — La fièvre est due à l'infection du sang par les bactéries des voies biliaires. Démonstration expérimentale. Examen bactériologique du sang digital et splénique.— *Hypothermie* dans l'infection biliaire. — Cette hypothermie peut tenir : à l'insuffisance hépatique (analogie avec l'urémie): à la nature intestinale des bactéries (expériences et observations); à la cachexie sénile. — Signes urologiques de l'infection. — Signes locaux, précurseurs des complications.

Quelle que soit la cause initiale de l'infection biliaire (lithiase, cancer, etc.), le mécanisme de celle-ci est le même, et, en dernière analyse, la variété dans les causes aboutit à l'uniformité dans l'effet. Cet effet se traduit cliniquement par un ensemble symptomatique, propre à l'infection biliaire secondaire, et commun, par conséquent, à certaines périodes, généralement tardives, souvent terminales, des obstructions biliaires.

La période aseptique des obstructions biliaires possède une individualité clinique, faite de troubles mécaniques, qui se résume dans l'ictère par rétention, la tumeur biliaire, ou l'hydropisie de la vésicule, etc. Lorsque ceux-ci se compliquent d'accidents généraux fébriles, de signes d'inflammation locale, c'est qu'il est entré, dans le procès pathologique, un élément nouveau, l'élément infectieux. Cet élément, comportant avec lui l'apparition de lésions infectieuses, surajoutées aux lésions mécaniques, inaugure dans la maladie une période pronostique nouvelle.

Les rétentions d'urine ont aussi leurs deux périodes, aseptique et septique, qui répondent, en clinique, aux deux périodes de polyurie claire et de polyurie trouble, établies par Guyon et Bazy. On peut dire que l'état, trouble ou limpide, de la bile, est également corrélatif à l'état, infecté ou aseptique, de l'appareil biliaire. Mais, tandis que les modifications de l'urine sont d'un grand secours en clinique pour la détermination de la nature, septique ou aseptique, des lésions organiques; les modifications de la bile, en dehors de l'éventualité, en somme exceptionnelle, de l'intervention chirurgicale sur la vésicule biliaire, n'ont aucune valeur diagnostique pratique, puisqu'elles échappent à notre contrôle. Je cite ici, pour mémoire, les cas où, grâce à l'intervention chirurgicale, il m'a été possible d'établir directement le régime biologique de la bile vivante; et où l'examen bactériologique, en montrant, suivant les cas, l'asepsie ou la septicité du milieu biliaire, a confirmé les inductions de la clinique.

Par conséquent, privés de renseignements directs sur l'état de la bile, il nous faut trouver d'autres symptômes révélateurs de l'infection biliaire. Or, ces symptômes, de valeur très inégale, résident dans la fièvre, les modifications de l'urine, et les signes locaux de la réaction inflammatoire, quand celle-ci s'éveille.

Parmi ces symptômes, il en est un qui domine de beaucoup tous les autres par son extrême importance, et son allure souvent pathognomonique, et les prime par sa solennité : c'est la fièvre; la fièvre, avec les caractères particuliers qu'elle revêt, le plus souvent, en pareille occasion, et qui lui ont valu la dénomination de *fièvre intermittente hépatique*. Il nous faut étudier, tout d'abord, cette fièvre d'infection biliaire, qui, d'après son point de départ anatomique et son mécanisme pathogénique, mérite, plutôt que le nom de fièvre hépatique, celui de *fièvre biliaire*.

De la fièvre biliaire

Le professeur Charcot, dans ses leçons sur les maladies du foie, a tracé de cette fièvre un tableau clinique d'une saisissante netteté ; et, dans une hypothèse, pour ainsi dire prophétique, en a donné une explication pathogénique, que les doctrines bactériologiques modernes n'ont fait que confirmer.

Après avoir établi les conditions anatomiques dans lesquelles apparaît cette fièvre, laquelle paraît liée seulement aux lésions des voies biliaires, sans que la suppuration de celles-ci soit nécessaire, Charcot propose, en ces termes, l'hypothèse explicative suivante :

« La fièvre intermittente hépatique tiendrait à la présence, dans
« les voies biliaires dilatées et enflammées, d'un principe septique,
« d'un poison morbide pyrétogène, résultant d'une altération du
« liquide biliaire. Ce principe, bien entendu, est inconnu, quant à
« présent, de même que les conditions prochaines qui président à
« sa production. »

Le principe septique, auquel Charcot fait allusion, c'est l'infection microbienne du milieu biliaire, dont la possibilité est réalisée, grâce à l'altération du liquide biliaire ; il est vrai qu'une fois établie, l'infection altère par elle-même l'humeur qu'elle a contaminée.

Quant aux conditions prochaines, qui président à la production du principe septique, c'est la migration des agents pathogènes du milieu intestinal dans le milieu biliaire, grâce aux lésions antérieures, qui mettent ce milieu en opportunité microbienne.

Cette fièvre biliaire, dans son étiologie et sa pathogénie, est exactement assimilable à la *fièvre urineuse ;* et cette étroite analogie avait aussi frappé Charcot, qui, dans un rapprochement, dont les termes doivent être cités, établit la parenté des deux symptômes, engendrés au niveau d'appareils similaires, par des altérations organiques et humorales comparables :

« Les altérations des voies urinaires qui accompagnent les diffé-
« rentes formes de la fièvre *uro-septique*, méritent d'être mises en
« parallèles avec celles qui président au développement de la
« fièvre hépatique..... L'urine est stagnante dans les voies uri-
« naires profondes, comme la bile est stagnante dans le cas d'obli-
« tération du canal cholédoque ; et, en conséquence, les uretères et
« les bassinets sont habituellement dilatés..... La membrane
« muqueuse de ces conduits offre les caractères plus ou moins
« accentués d'une inflammation, variable en degrés, qui rappelle
« l'angiocholite..... Dans la fièvre uréthrale, l'altération de l'urine

« paraît, comme l'altération de la bile dans le cas de fièvre hépa-
« tique, devoir jouer le rôle fondamental. »

Caractères cliniques de la fièvre biliaire

La fièvre biliaire possède une physionomie clinique dont les traits principaux, bien connus grâce aux travaux de Monneret et de Charcot, font de ce symptôme, en pathologie hépatique, le phénomène solennel, et, pour ainsi dire, le critérium de l'infection biliaire secondaire.

Dans le domaine de la pathologie hépatique, la fièvre est, d'une façon générale, un symptôme rare. Les dégénérescences les plus profondes du foie peuvent parcourir, jusqu'à leur dernière étape, toute leur évolution, sans avoir provoqué, sur la courbe thermique du malade, la moindre ascension fébrile. Cependant, en dehors des angiocholites, certaines lésions du foie sont ou peuvent devenir fébriles, quand elles s'accompagnent de péri-hépatite ou de suppuration. Mais ces accidents fébriles sortent du cadre de notre étude, qui ne vise que la fièvre de l'infection biliaire secondaire.

La fièvre d'origine biliaire revêt différents types, qui peuvent d'ailleurs se succéder les uns aux autres, se transformer les uns dans les autres, et qu'on peut grouper, suivant leurs caractères, dans la série suivante :

Le type *nerveux.*

Le type *éphémère.*

Le type *intermittent.*

Le type *rémittent.*

Le *type nerveux* répond à l'expression la plus atténuée de la fièvre hépatalgique de Charcot. Il est caractérisé par l'apparition des phénomènes réflexes, des réactions nerveuses, de l'accès fébrile. Il éclate au moment de la colique hépatique, et se manifeste par un frisson plus ou moins violent, ou de petits frissonnements, des horripilations, suivies de chaleur ; le plus souvent, il n'y a pas de stade de sueur consécutif. La température, à ce moment, plus élevée que la normale, n'atteint cependant pas les chiffres des types suivants. L'accès fébrile est d'ailleurs si court, qu'il est bien rarement mesuré au thermomètre. La température locale de l'hypochondre

droit dépasse, de quelques dixièmes de degré, celle de l'hypochondre gauche (Peter). Ce type n'est lié à la douleur par aucune relation, quantitative ou chronologique, constante : la douleur peut
être forte ou faible, se prolonger ou s'évanouir, l'accès fébrile est
indépendant de ces variétés ; en outre, il peut apparaître avant ou
après la crise douloureuse ; enfin, il peut survenir seul, en dehors
de tout symptôme douloureux : il est alors, en quelque mesure, un
symptôme indicateur de la colique hépatique sans coliques. « Chez
les vieillards, un frisson plus ou moins intense, même sans douleur,
surtout s'il se reproduit fréquemment le soir, doit amener l'attention du médecin vers le foie. » (Mossé) (1)

Le type éphémère, qui est l'expression la plus complète de la
fièvre hépatalgique de Charcot, est caractérisé par un violent
accès fébrile, avec les trois stades de frisson, chaleur et sueur, température de 40°, 41° et davantage. Ce type peut, comme le précédent, accompagner la douleur dans la colique hépatique ; ou, dans
des cas d'un diagnostic plus délicat, le remplacer (coliques frustes).
Ce qui caractérise ce type, c'est son étroite liaison avec la migration des calculs, par conséquent, l'irrégularité absolue de son apparition. Il partage ce caractère avec le type précédent, dont il
n'est d'ailleurs qu'une expression plus complète dans la succession
des stades et l'élévation thermique ; l'irrégularité dans l'apparition
distingue ces deux types fébriles du type suivant :

Le type intermittent (fièvre intermittente hépatique) est, sinon
le plus fréquent dans la statistique de l'infection biliaire secondaire,
au moins le plus solennel dans ses caractères cliniques. Il a été
l'objet d'une étude complète par Monneret et Charcot ; aussi nous
bornerons-nous à donner un résumé sommaire de ses caractères
principaux.

La fièvre intermittente biliaire est intermittente dans son type ;
périodique, fréquemment régulière, le plus souvent vespérale, dans
son apparition ; généralement élevée dans son degré thermique, et
violente dans son accès, lequel revêt la forme classique de l'accès
palustre le plus franc ; chronique dans sa marche, avec des rémis-

(1) Mossé. *Accidents de la lithiase biliaire.* Th. Agrég., 1880,

sions, souvent prolongées, suivies de brusques réveils ; grave dans son pronostic, et rebelle à la thérapeutique médicale.

Cette courte analyse suffit à faire ressortir les étroites analogies que présente la fièvre biliaire avec la fièvre urineuse, et à mettre en lumière les différences qui séparent ces fièvres intermittentes symptomatiques des accès fébriles de l'impaludisme.

Le type rémittent est le type fébrile de certaines formes d'infection biliaire secondaire. Il n'offre d'ailleurs rien de spécial à l'infection biliaire : c'est la fièvre, dont l'observation X offre un exemple, et qui apparaît au cours des angiocholites secondaires, comme il en survient au cours des urétéropyélites calculeuses. Il est caractérisé par une courbe thermique dont les sommets sont, en général, moins élevés que ceux du type intermittent ; les rémissions ont lieu le matin, et les maxima, comme dans les fièvres de suppuration, se produisent le soir.

Ces différents types fébriles, dont la commune origine est affirmée par la fréquence de leurs métamorphoses réciproques et de leurs capricieuses successions, ont aussi des *caractères urologiques* qui les spécifient et que nous étudions plus loin.

Pathogénie de la fièvre biliaire

La pathogénie des accidents fébriles' de l'infection biliaire a donné lieu à des discussions, qui nécessairement, avant l'ère bactériologique de la médecine, devaient rester à peu près stériles. Un ingénieux rapprochement avait été cependant établi par Budd, lorsque ce médecin assimilait, dans une comparaison restée classique, l'accès fébrile provoqué par le passage d'un calcul biliaire à celui que provoque le passage d'un cathéter dans le canal de l'urèthre. Charcot, dans ses leçons, avait établi, dans les termes les plus justes, l'assimilation entre la fièvre biliaire et la fièvre urineuse.

L'origine microbienne des accidents fébriles des urinaires est actuellement, grâce aux travaux de l'école de Necker (Albarran et Hallé) définitivement démontrée. S'il n'en est pas de même des accidents fébriles d'origine biliaire, c'est qu'on n'a pas jusqu'à présent fait systématiquement l'examen bactériologique du sang des calculeux hépatiques fébricitants.

Il nous a été donné de pratiquer cet examen deux fois sur des malades de notre service, dont nous donnons l'observation (Obs. X et XV); ces deux malades, dans le cours d'une lithiase avérée, étaient entrés dans le service de mon maître, le professeur Brouardel, pour des accidents d'infection biliaire secondaire, de moyenne intensité, l'un à type intermittent, l'autre à type rémittent.

Le résultat de l'examen et des cultures du sang de la circulation générale, retiré, par piqûre de la pulpe du doigt, fut négatif. J'eus alors l'idée d'examiner le sang de la rate, laquelle était fort augmentée de volume, suivant la méthode préconisée par Chantemesse et Widal dans la fièvre typhoïde. Le résultat fut positif, et démontra la présence, chez les deux malades, dans le parenchyme splénique, de deux microbes pathogènes bien voisins, le *staphylococcus aureus* et le *staphylococcus albus* qui se développèrent tous deux sur des plaques de gélatine-peptone. L'examen direct, sur lamelles, du sang vivant, m'avait révélé, avant les cultures, l'existence d'une espèce de coccus très mobile, s'agitant entre les globules, et assez énergiquement, dans ses mouvements, pour leur imprimer parfois, en les choquant, des rotations incomplètes, ou même des déplacements appréciables.

Brieger (1) dans un cas d'infection purulente, consécutive à une oblitération calculeuse du cholédoque, a trouvé et cultivé le staphylocoque. Netter a obtenu les résultats positifs les plus probants, qu'il rapporte en ces termes, dans la note que nous avons déjà citée (2) :

« Au cours de la lithiase biliaire, avec obstruction du cholédoque,
« nous avons observé et cultivé les deux espèces (un bacille et le
« staphylococcus doré). Le bacille était présent dans un cas d'angio-
« cholite calculeuse, dont M. Potocki a présenté les pièces à la
« Société Anatomique. Il était également présent dans les foyers
« d'angiocholite et dans le sang de la malade, dont nous avons,
« avec M. Martha, rapporté l'histoire (3). Nous avons trouvé le

(1) BRIEGER. *Zeitschriff. f. Klinische medecin.* 1886.
(2) NETTER. *Progrès médical.* 1886, n° 992.
(3) NETTER et MARTHA. *Archiv. de Physiol.* 15 juillet 1886.

« staphylococcus aureus dans le sang d'une malade, au cours
« d'accès de fièvre intermittente biliaire liée à la lithiase. Dans un
« cas d'ictère grave, coïncidant avec une tuberculose miliaire aiguë
« généralisée, les cultures du sang et de la rate nous ont permis de
« constater le développement du staphylocoque doré. Dans un cas
« d'ictère grave, secondaire à une cirrhose hypertrophique graisseuse
« alcoolique, nous avons retrouvé dans le sang vivant et le foie, les
« deux organismes (bacille et staphylocoque). Dans un ictère grave
« primitif, actuellement soigné dans le service de M. Brouardel, la
« culture du sang a donné lieu au développement du staphylocoque »·

Dans plusieurs cas d'ictère grave, notre collègue et ami Girode (1)
a trouvé le staphylococcus aureus dans le sang (par piqûre du
doigt); l'infection staphylococcique était, ainsi que l'examen bactériologique *post mortem* l'a prouvé, généralisée à tous les viscères,
notamment à la rate. Girode a également constaté la présence des
bactéries pathogènes dans l'urine des malades fébricitants (2).

Par conséquent, il demeure établi qu'au cours de la fièvre
biliaire le sang est infecté.

Il demeure également établi, par le résultat négatif des examens
bactériologiques (lamelles et cultures) du sang des mêmes malades,
pratiqués en dehors des accès fébriles, que l'infection sanguine
n'existe pas en dehors des accès.

D'autre part, en dehors de l'état fébrile, après les accès, on peut
retrouver, dans la rate, par ponction, les microorganismes pathogènes dont on avait constaté la présence dans le sang digital au
moment des accès fébriles. J'ignore combien de temps persiste
l'infection splénique; mais je puis dire que cette infection existait
encore au moment où le malade (Observ. X) a quitté le service,
et pourtant, à ce moment, l'ictère avait disparu, la fièvre était
tombée depuis plusieurs jours, la douleur n'existait plus ; mais le
malade gardait une rate grosse.

---

(1) Dr GIRODE. Quelques faits d'ictère infectieux. *Arch. de médecine.* Janv.-Fév. 1891.
(2) KARLINSKI a publié aussi 5 observations d'ictère fébrile, au cours desquelles il a
constaté des bactéries dans le sang des malades. L'auteur n'est pas explicite sur la
détermination de ces bactéries (qu'il n'a pas cultivées, mais seulement colorées sur
lamelles), et dont la forme était celle de virgules infléchies (?) *Forschritt der Medicin,*
1890, n° 5).

Il ne faut pas s'étonner de voir persister l'infection splénique, quand il est avéré (Observ. IX) que l'infection biliaire, en cas de fièvre typhoïde, peut persister à l'état latent pendant plusieurs mois : car l'hypothèse d'une réinfection est encore plus difficile à admettre. Aussi ces faits doivent-ils engager à rechercher, par des examens systématiquement répétés, la persistance des infections viscérales prolongées, qui donnent à la notion du microbisme latent une portée théorique inattendue, doublée d'un réel intérêt pratique.

L'infection biliaire n'est pas toujours fébrile : elle peut même s'accompagner d'hypothermie. Seulement, pour l'interprétation de la pathogénie des troubles de la température, on conçoit quelle complexité résulte du mélange des effets thermiques de l'infection microbienne en elle-même, avec les effets des lésions cellulaires qu'engendrent, dans le foie, les bactéries ou les excreta solubles de ces bactéries. Dans l'infection biliaire comme dans les autres infections, les microbes sont, en général, des agents pyrétogènes. Mais, d'un autre côté, une des notes symptomatiques de l'insuffisance hépatique est l'hypothermie. Or, l'insuffisance hépatique est un syndrome consécutif à l'abolition fonctionnelle de la cellule hépatique : et l'infection est capable, ainsi que le démontrent les examens anatomo-pathologiques des foies de nos malades (Obs. V, IX, XII), de déterminer la destruction de la cellule hépatique. C'est même là, bien vraisemblablement, le processus de l'ictère grave, qui, microbien dans son origine, devient toxique dans ses terminaisons, par la dissolution cellulaire hépatique qui constitue sa caractéristique anatomique.

Il en est de même dans la pathologie du rein, où l'intoxication urémique vient, en certains cas, troubler et déprimer la courbe thermique de l'infection, qui, en altérant l'organe, a compromis la fonction de l'uropoièse. Il faut donc tenir grand compte, dans l'appréciation de la température des infections biliaires, de l'intervention de l'insuffisance hépatique (Obs. V).

Le petit nombre des examens bactériologiques pratiqués dans les infections biliaires, s'oppose à l'établissement d'une relation quelconque, entre le type fébrile et l'espèce microbienne en cause, dans chaque cas. A cet égard, il n'est pas hors de propos de remarquer, sur la courbe thermique de l'observation (IX), que le début des accidents infectieux graves est marqué par une ascension progressive de la température, dont le graphique régulier rappelle celui du début de la dothiénentérie; or, dans ce cas, l'infection biliaire était précisément due au bacille typhique.

En dehors même du syndrome de l'urémie hépatique, l'infection biliaire peut être hypothermisante. Et, en cas d'hypothermie, il est légitime, comme l'expérience l'indique, de rapporter l'infection aux bacilles intestinaux. Tandis, en effet, que l'infection staphylococcique allume chez le lapin une fièvre élevée (41°), dans l'infection bacillaire on observe de l'hypothermie (34°) (Netter). La clinique conduit aux mêmes conclusions. Dans le cas d'infection biliaire fébrile, on trouve des coques (Obs. X, XII et XV) ou le bacille typhique (Obs. IX); dans les cas hypothermiques on trouve des bacilles (Obs. V et VI). L'association des microbes (infections polybactériennes) produit l'association des effets anatomiques et cliniques.

Enfin, la température, dans l'infection biliaire, est sujette, comme dans l'infection urinaire, aux variations inhérentes à l'âge des malades. La fièvre peut être à peine marquée ou totalement absente chez des sujets où la nécropsie révèle cependant des lésions profondes et suppurées des voies biliaires. En pareille occurence, les raisons de l'apyrexie ne doivent être cherchées, ni dans la nature des bactéries, ni dans l'insuffisance hépatique; mais bien dans l'état général des malades. Il s'agit alors de cachectiques ou de vieillards, chez qui manque la réaction fébrile. On sait quelle influence a l'âge des malades sur les manifestations fébriles. « Chez le vieillard, chaque organe semble vivre et souffrir isolé-
« ment, et n'a plus qu'une sphère d'activité très restreinte. Chez
« les gens âgés, il faut tenir compte de tous les troubles qui sur-
« viennent dans la santé, quelque légers qu'ils soient; on ne doit
« jamais oublier, que, dans un âge avancé, les lésions les plus
« graves peuvent coïncider avec un petit nombre de symptômes
« en apparence fort légers. » (Grisolle.)

Ces remarques s'appliquent avec justesse à la pathologie biliaire. Chez les vieillards, en effet, on observe la dissociation des phénomènes de réaction contre l'infection : les phénomènes généraux (fièvre) manquent; et les phénomènes locaux (suppuration), qui représentent le résultat de la lutte des phagocytes contre les bactéries, subsistent.

L'observation V est un exemple probant de l'infection biliaire apyrétique, chez le vieillard.

En dehors de la fièvre et de ses variations, l'infection biliaire se traduit quelquefois par des modifications de l'urine, dont nous ferons une étude d'ensemble dans un autre chapitre.

Les signes locaux des infections biliaires sont extrêmement variables, et, le plus souvent, d'une difficile interprétation. En effet, l'exploration locale du foie ne peut, le plus souvent, renseigner le clinicien que sur les altérations grossières de l'organe, qui ont précédé de longtemps l'infection (cirrhose, cancer); ou sur les lésions qui relèvent de la rétention biliaire (tumeur biliaire, etc.) En pareil cas, les données physiques, d'ordre local, n'ont qu'un faible intérêt au point de vue spécial de l'infection.

Les seuls signes, dont la recherche et la constatation appartiennent manifestement à la séméiologie physique de l'infection biliaire, sont ceux de la suppuration biliaire.

Nous n'insisterons pas sur les phénomènes locaux de l'empyème de la vésicule, qui sont ceux de l'hydropisie de ce réservoir, avec les modifications suivantes : on constate une mobilité moindre de la tumeur, un empâtement profond de la région, un œdème superficiel de la paroi, une douleur vive, lancinante, spontanée et provoquée, une élévation de la température locale, facile à constater (Peter).

Le plus souvent, surtout dans la lithiase, l'infection biliaire secondaire, par l'extension aux organes de voisinage (péritoine, foie, etc.) des lésions suppuratives qu'elle provoque, détermine toute une série de désordres, locaux et généraux, qui se traduisent par des symptômes particuliers à chacun d'eux.

L'étude de ces symptômes, qui sort du cadre de l'infection biliaire elle-même, sera faite au chapitre des complications de l'infection biliaire secondaire.

CHAPITRE XIV

Anatomie pathologique de l'infection biliaire secondaire

Modifications apportées par l'infection aux lésions mécaniques des voies biliaires. — Lésions *catarrhales*, pseudo-membraneuses. —Lésions *suppuratives* (abcès biliaires, péribiliaires; empyème de la vésicule). — Lésions *gangreneuses*. Pathogénie. — L'association de ces divers processus aboutit à l'*ulcération* (angiocholite ulcéreuse, perforation) ou à la *sclérose* (périangiocholite, adhérences, cirrhose biliaire septique).

Il n'entre pas dans notre sujet de décrire ici les lésions de la rétention biliaire consécutive aux oblitérations des canaux excréteurs, pas plus que celles du cancer des voies biliaires. Notre seul dessein est d'indiquer quelles modifications particulières apporte à ces lésions l'invasion microbienne secondaire qui vient à un moment donné les compliquer.

On trouve, dans l'exposé des résultats des expériences de Charcot et Gombault, le modèle des descriptions de cette anatomie pathologique de l'infection biliaire secondaire. Tout d'abord, la réalité de l'infection biliaire doit être établie. Or, Charcot et Gombault s'expriment ainsi : (1) « Dans un cas où l'animal ayant été « tué par section du bulbe, la bile put être examinée immédiate- « ment après la mort, nous y avons constaté la présence d'une « quantité considérable de vibrions, réunis, pour la plupart, en « chaînes assez longues et animés de mouvements manifestes ».

Le caractère infectieux de la réaction histologique est bien indiqué aussi dans les lignes suivantes, où, après avoir insisté sur l'état embryonnaire du tissu conjonctif de la paroi, qui contient parfois dans sa couche la plus externe, de véritables abcès microscopiques, ces auteurs ajoutent :

« Dans tous les foies que nous avons examinés, on rencontre, « de distance en distance, et en nombre variable, de petits amas de « leucocytes, qu'on doit, pensons-nous, considérer comme des

---

(1) CHARCOT et GOMBAULT. *Loc. cit.*

« abcès au début..... Ces abcès siègent dans le lobule, mais ordi-
« nairement au voisinage des fentes ».

Enfin, le siège de la fermentation cellulaire consécutive à l'infection bactérienne est indiqué aussi par les auteurs, qui ont trouvé,
dans une ou deux circonstances « le centre de ces petits abcès oc-
« cupé par un petit épanchement de matière biliaire ».

Dans une note additionnelle de leur mémoire, les expérimentateurs déclarent que la ligature du canal cholédoque, chez les animaux, détermine la formation *d'abcès biliaires;* et, après avoir
discuté la topographie et la pathogénie de ces abcès, ils concluent
qu'ils ne sont pas intracanaliculaires, mais extrapariétaux, et
siègent dans le tissu conjonctif péricanaliculaire. Il s'agit là d'une
périangiocholite suppurée.

Dans un passage, bien remarquable pour l'époque où parut leur
mémoire, époque qu'on pourrait appeler prébactériologique,
Charcot et Gombault indiquent le rôle pathogénique des microbes
dans les lésions expérimentales obtenues : lorsqu'ils disent que la
présence des vibrions, dans la bile qui stagne dans les réservoirs
distendus, peut bien contribuer pour sa part à enflammer les sur-
faces baignées par cette humeur.

C'est en effet dans l'action des divers microorganismes introduits
dans les voies biliaires qu'il faut chercher l'explication pathogénique
de la plupart des lésions secondaires à l'obstruction des voies
biliaires. C'est se contenter de peu, que de se tenir pour satisfait en
attribuant à la stagnation de la bile la suppuration des canaux, et
en mettant sur le compte de l'état général la gangrène de leurs
parois. Il faut l'intervention d'autres agents pathogènes pour produire ces graves lésions, dont la nature seule suffit d'ailleurs à
démontrer l'étiologie infectieuse.

M. Rendu (1), dans une remarquable leçon sur la lithiase biliaire,
insiste, dans les meilleurs termes, sur la nécessité de l'infection pyogène ascendante, pour déterminer la suppuration des voies biliaires.

L'infection biliaire secondaire aiguë se traduit, dans l'arbre
biliaire, par le catarrhe, la suppuration, la gangrène. Ces pro-

---

(1) Rendu. — Leç. de Clin. méd., 1890. T. II, page 85.

cessus déterminent, souvent dans leurs formes aiguës, parfois dans leurs formes chroniques, des ulcérations, et dans leurs formes chroniques, de la sclérose. On a aussi, mais rarement, observé la forme diphtéritique. Ces différentes lésions constituent les divers modes de la réaction des tissus à l'infection. Le catarrhe biliaire, qui représente le premier degré de la réaction des voies infectées, affecte ici les caractères qu'on lui reconnaît en général. La muqueuse est rougeâtre, épaissie, turgescente, avec un piqueté hémorrhagique, qui atteste la vivacité du processus congestif local. Dans d'autres cas, au contraire, elle n'offre pas de coloration normale, mais elle est recouverte d'un exsudat jaunâtre, composé de l'épithélium cylindrique desquamé ; en certains cas, cette desquamation est assez abondante pour se concréter en blocs plus ou moins exactement moulés sur la cavité du canal, et constitue ainsi des espèces de cylindres muqueux, comparables à ceux qu'engendre, par un processus analogue, la néphrite catarrhale dans les tubes de Bellini.

C'est à l'obturation du cholédoque par un bouchon de cette origine que Budd rapporta, le premier, l'obstruction biliaire de l'ictère catarrhal ; et l'on sait que Virchow et Vulpian ont apporté à cette ingénieuse hypothèse la confirmation de l'examen nécroptique.

La *suppuration* des voies biliaires constitue le mode de réaction le plus ordinaire de ces canaux à l'infection. Cette suppuration peut siéger, soit dans l'intérieur des canaux malades, soit dans l'épaisseur de leur paroi. Elle peut intéresser séparément, soit les grosses cavités (canaux cholédoque et cystique ; vésicule) ; soit les petites voies ; soit les deux à la fois.

Dans le premier cas, le pus est généralement épais, visqueux, verdâtre, mélangé soit aux concrétions de toute grosseur de la lithiase, soit à l'ichor hémorragique du cancer. Dans le second cas, le pus est moins épais, plus homogène, jaunâtre. Les collections purulentes qui siègent dans l'intérieur des cavités sont les *abcès biliaires* proprement dits. Ces abcès constituent de tout petits kystes purulents, d'où le nom *d'abcès miliaires* sous lequel ils sont encore désignés ; le nombre de ces abcès est, en général, inversement proportionnel à leur volume ; parfois, le foie entier est criblé de ces petits abcès, ainsi qu'en témoigne le cas où Cruveilhier trouva, chez un calculeux, un gros foie « qui offrait à sa surface et dans son épaisseur une « quantité prodigieuse, un million peut-être, de tubercules blan- « châtres, d'inégal volume, séparés par du tissu sain. Chacun de ces « tubercules était un petit foyer purulent enkysté, dont les parois « étaient très épaisses, et développé dans les radicules biliaires. »

D'autres abcès se développent, suivant le mode indiqué par Charcot et Gombault, dans l'épaisseur des parois des canaux ; ce sont des foyers de périangiocholite suppurée (1). On observe la formation de semblables abcès dans l'épaisseur de la paroi de la vésicule, où leur genèse est prise sur le vif, pour ainsi dire, dans une de nos observations, (Fig. III). On voit, sur cette figure, qui représente une coupe de la paroi de la vésicule, une infiltration embryonnaire abondante autour du cul-de-sac de la glande dilatée et infectée ; en outre, dans le voisinage, au milieu de la portion du tissu conjonctif sous-muqueux infiltré, existe un point où la collection, puis la fonte et la liquéfaction des cellules, peptonisées par les bactéries, produit un foyer de diapédèse et de ramollissement, qui représente le début d'une collection purulente.

La suppuration peut occuper la vésicule seule, à l'exclusion du reste des voies biliaires, protégées contre le pus par un calcul qui fait bouchon, ou des adhérences oblitérantes du canal cystique. L'empyème de la vésicule peut être plus ou moins abondant ; il détermine, le plus souvent, de la péricholécystite adhésive, qui sauve la cavité péritonéale d'une inoculation, lors de la perforation du réservoir. Mais, quelquefois, les parois seules de la vésicule sont épaissies, et la vésicule constitue une poche pleine de pus, libre d'adhérences péritonéales. — Dans l'empyème de la vésicule, la muqueuse cholécystique est rouge, œdématiée et parsemée de petites ulcérations. Il arrive souvent aussi, pour la vésicule, que la suppuration occupe à la fois les deux sièges que nous lui avons reconnus : l'intérieur de la cavité et l'épaisseur des parois du réservoir biliaire ; et on observe la communication du grand abcès intérieur avec les petits abcès pariétaux sous-muqueux par l'intermé-

(1) MAGNIN. — Des accidents de la lithiase biliaire (*Th. Paris*, 1869). — PENTRAY. — Des abcès du foie consécutifs à l'angiocholite intra-hépatique (*Th. Paris*, 1869).

diaire d'ulcérations profondes, qui sont l'origine de perforations prochaines (cas de Gubler) (1).

L'angiocholite *pseudo-membraneuse* ou *diphthéritique* est rare; Duplay père en a constaté un cas manifeste, dans lequel les parois du canal cystique étaient agglutinées par des fausses membranes. Frerichs en cite un cas également, dans un cancer hépato-biliaire (Obs. LXXXV). On sait d'ailleurs que le streptocoque peut provoquer l'apparition de fausses membranes.

La *gangrène* est une des lésions que provoque l'infection biliaire. Préparée par la déchéance du terrain, favorisée par le traumatisme (parasites, calculs), elle n'apparaît que si les microbes de la putréfaction attaquent la muqueuse biliaire, et celle-ci est particulièrement exposée à la gangrène à cause du voisinage de l'intestin, où pullulent les bacilles des fermentations saprogènes et gangreneuses. On observe alors une ou plusieurs eschares, humides, circulaires, noirâtres, qui ne tardent pas à se ramollir, et dont la chute laisse une ulcération perforante de la paroi, avec ses conséquences. On connaît le cas, rapporté par Cruveilhier, de la nourrice d'un de ses enfants, morte de péritonite, par perforation de la vésicule biliaire semée de plaques gangreneuses; celui de Wervort, où la vésicule, chroniquement enflammée, d'un calculeux de vieille date, se perfora sous un travail ulcératif gangreneux de sa paroi antérieure; ceux de Durand-Fardel, qui a souvent trouvé des points de gangrène dans les voies biliaires séniles. — Enfin, le cas de Sestier, cité par Barth et Besnier (2), prouve que l'obstruction circulatoire peut être la cause première, par la nécrose qu'elle entraîne, du développement secondaire de la gangrène. Il s'agissait, dans ce cas, d'un anévrysme de l'artère hépatique.

L'association de ces différents processus provoque sur la muqueuse biliaire un travail destructif, qui, dans les cas où les lésions sont intenses ou prolongées, aboutit à l'*ulcération*.

L'*angiocholite ulcéreuse* est fréquente. L'étude des lésions qui en déterminent l'apparition nous dispense d'insister sur les raisons de

---

(1) GUBLER. *Soc. Anat.* 1848. Cholécystite purulente typhoïde
(2) BARTH et BESNIER. *Dict. encycl.* Article Voies biliaires.

cette fréquence. Toutes les conditions sont réunies, en effet, sur les voies biliaires malades, pour les exposer à l'ulcération : dilatation, dystrophie, traumatisme, infection. Ces ulcérations, généralement circulaires, sont le plus souvent multiples, petites et superficielles. Nous nous sommes expliqué déjà, sur leur topographie, dans les alvéoles circonscrits par les brides fibro-musculaires de la vésicule, et les glandules muqueuses dilatées. Elles siègent généralement dans la vésicule. Lentes dans leurs progrès, elles déterminent des adhérences du réservoir aux organes environnants qui préviennent, au moment de la perforation, le péritoine d'une inoculation mortelle. L'angiocholite ulcéreuse peut survenir, nous l'avons déjà vu, dans l'infection typhique, sans altérations mécaniques antérieures des voies biliaires, et constituer ce qu'on peut, par analogie avec les lésions ulcéreuses de même nature que provoque le typhus abdominal sur d'autres muqueuses, appeler un *cholétyphus* véritable.

Aux lésions d'angiocholite s'associe constamment de la périangiocholite. Cette périangiocholite est aiguë ou chronique. Lorsqu'elle est aiguë, elle est suppurée (Charcot et Gombault). Le plus souvent, elle est subaiguë ou chronique, et se résume, à la longue, dans les lésions classiques de la sclérose biliaire. Dans le même groupe d'altérations rentrent les adhérences périphériques des voies biliaires, dont Durand-Fardel a signalé la fréquence chez les vieillards (1).

Nous avons, dans un chapitre précédent, donné les raisons cliniques et étiologiques qui militent en faveur de l'origine infectieuse de la cirrhose biliaire. Lorsqu'on assiste au développement progressif des lésions de cette cirrhose, au cours de l'infection biliaire secondaire, on est en droit de rapporter à cette infection la genèse de cette cirrhose, et d'y voir un exemple des scléroses d'origine septique.

(1) Durand-Fardel. *Maladies des vieillards.*

CHAPITRE XV

Complications de l'Infection biliaire secondaire

Les complications de l'infection biliaire sont *locales* ou *générales*. Leur fréquence.
Motifs. — A. *Complications locales*. — 1. *Infection hépatique*. (Abcès biliaires,
parabiliaires, aréolaires. Collections pyocholiques). — 2. *Infection pleuro-pulmonaire*. — 3. *Infection des kystes hydatiques du foie*. — Influence de l'état aseptique
ou septique de la bile sur la tumeur hydatique. Suppuration du kyste.— Le kyste
hydatique est, pour l'infection biliaire, une cause d'appel et un facteur de gravité.
—4. *Infection péritonéale. Péritonite biliaire*: partielle, générale. — B. *Complications
générales*. — Infection sanguine par la voie-porte (pyléphlébite) et sus-hépatique.
— *Endocardite* septique, d'origine biliaire (Netter et Martha). — *Méningite*. Tous
ces accidents représentent les diverses étapes anatomiques de l'infection biliaire
sortie de ses voies naturelles.

Il faut entendre, sous ce titre, les accidents qui résultent de
l'extension de l'infection, hors des voies biliaires, soit aux organes
du voisinage, soit à l'organisme entier.

Ces accidents se produisent à la suite de l'effraction des voies
biliaires, consécutive aux lésions destructives, ulcéreuses ou perforantes, des parois des cavités infectées. Ces lésions peuvent
être, en surface et en étendue, extrêmement minimes, réduites à
une insignifiante érosion, ou très profondes (perforation). Dans
leur durée, elles peuvent être éphémères, si elles sont facilement
réparables ; ou, au contraire, tenaces et progressives. Dans leur
marche, elles peuvent être aiguës et rapides, ou, au contraire, chroniques et lentes.

De plus, le réseau des cavités biliaires, de l'ampoule de Vater au
fond du lobule hépatique, est, par sa surface extérieure, en rapport,
dans les régions qu'il traverse, avec une grande quantité d'organes
importants par leurs fonctions (foie, intestins, etc.) et remarquables par leur susceptibilité pathologique (péritoine).

Toutes ces considérations montrent combien variées dans leur
mécanisme, leur siège, leur marche et leurs conséquences, peuvent

être les complications de l'infection biliaire, secondaire aux lésions mécaniques de ces cavités. Presque toujours, c'est sous la forme purulente que l'infection, sortie des voies biliaires, se propage et s'étend en dehors d'elles ; et presque toujours elle marque son passage, surtout dans les cas chroniques, par des lésions inflammatoires, adhésives et fistuleuses ; caractéristiques, même à un examen rétrospectif, après la guérison, de l'existence passée du processus anatomique.

Les complications de l'infection biliaire sont *locales* ou *générales*. Les premières sont fréquentes ; quand les secondes leur succèdent, le pronostic devient irrémédiable.

A. COMPLICATIONS LOCALES

Ces complications résultent de la rupture ou de la perforation des voies biliaires. Mossé, étudiant, dans sa remarquable thèse, les différents accidents dus à la migration des calculs hors des voies naturelles, a suivi, dans son exposé, l'ordre même suivi par la nature dans la migration des cholélithes, l'ordre physiologique. Placé à un point de vue différent du sien, nous limitant à l'étude du rôle de l'infection dans ces accidents, nous ne pouvons suivre cet auteur dans tous les détails de son exposé. Cependant nous ne saurions mieux faire que de nous inspirer du plan général, suivant lequel Mossé a ordonné son étude.

1. *Infection hépatique.* — Les abcès qui siègent dans la cavité dilatée, ampulliforme, des canalicules biliaires, ne rentrent point, par définition, dans les complications de l'infection biliaire ; car c'est une lésion qui fait partie intégrante de cette infection. Les abcès, qui siègent dans la paroi de ces canalicules, et succèdent aux foyers d'infiltration leucocytique de leurs tuniques ou du tissu conjonctif péricanaliculaire, constituent la première étape de l'infection biliaire hors de ses voies naturelles, la première période de développement de l'abcès hépatique.

A une période plus avancée, en effet, un véritable abcès se forme; un abcès dont le volume varie de celui d'une tête d'épingle à celui d'un petit pois, qui écarte et refoule dans son développement excentrique, les travées hépatiques voisines, et affecte, avec le canalicule biliaire générateur, des rapports d'étroite contiguïté. C'est, anatomiquement, un abcès *parabiliaire*. Un peu plus tard, il peut s'établir, par l'intermédiaire d'un travail ulcératif de la paroi du canalicule, une communication de l'abcès et du canal biliaire. Ainsi se constitue, anatomiquement, entre l'abcès et les voies biliaires, une continuité qui n'avait été au début que bactériologique, par l'intermédiaire des cellules migratrices, chargées de microorganismes pyogènes. Mais le processus ordinaire de la formation des abcès parenchymateux d'origine biliaire est le suivant. Un des foyers ampullaires de l'angiocholite suppurée se rompt, de dedans en dehors, dans l'espace conjonctif péricanaliculaire; il se produit alors une infiltration de bile et de pus, qui, primitivement localisée, ne tarde pas à s'étendre et à donner lieu à la formation d'un abcès plus ou moins considérable. C'est une sorte d'*apoplexie biliaire septique*. Ces abcès sont toujours multiples et d'inégales dimensions. Leur volume varie de celui d'un grain de mil à celui d'une tête d'enfant (1).

Remplis d'un pus épais, concret, visqueux, verdâtre ou brunâtre, contenant souvent des calculs, ils révèlent par la texture de leurs parois, le mode de leur formation et de leur extension. Ces parois sont molles et friables, irrégulièrement déchiquetées, noirâtres, fétides : des filaments s'en détachent, qui flottent dans la cavité, représentant les traces des tractus qui cloisonnent les loges de la cavité de l'abcès. L'abcès résulte visiblement de la confluence et de la fusion de plusieurs petites cavités, d'abord isolées et cohérentes. Quand l'abcès est ancien, la paroi en est lisse, à peine accidentée de petites brides ; car le parenchyme a disparu et la sclérose a rétracté, épaissi et condensé les parois limitantes de l'abcès.

Quand l'abcès est récent, la paroi en est, au contraire, irrégulière, creusée de petites cavités communiquant avec la grande, au fond desquelles s'ouvrent parfois, à leur embouchure, les canaux biliaires. En dehors de ces abcès on constate les lésions de l'angio-

---

(1) FRERICHS. N° 781.

cholite suppurée, et une hépatite interstitielle diffuse. Et l'on observe souvent, par un contraste assez remarquable, au milieu de lésions si étendues et si profondes, une intégrité relative du parenchyme hépatique.

Ces abcès répondent à la catégorie des abcès pyohémiques de Murchison, dénomination qui a le tort, à notre avis, d'établir une confusion entre les collections purulentes de la pyohémie d'origine banale, et les collections purulentes d'origine biliaire. S'il nous était permis de donner à ces collections un nom qui fût bien en rapport avec leur origine, et qui établît nettement leur étiologie, nous les désignerions sous l'appellation d'*abcès pyocholiques*. Les abcès aréolaires, décrits par Chauffard, rentrent dans cette catégorie.

Ainsi, les complications hépatiques de l'infection biliaire secondaire sont des abcès, qu'on peut désigner sous le nom d'abcès pyocholiques, qui sont consécutifs ou à une infiltration primitivement située dans la paroi, ou à l'ulcération de la paroi d'un canal biliaire. Ces collections sont absolument assimilables à celles de la pyonéphrite ascendante.

2. *Infection pleuro-pulmonaire.* — Cette infection, qui succède toujours à la précédente, résulte de la communication des canalicules biliaires suppurés et ulcérés, avec la plèvre ou le poumon du côté droit. Cette communication s'établit par l'intermédiaire d'un abcès intrahépatique de la convexité du viscère, qui se vide, à travers le diaphragme, soit dans la cavité pleurale, quand les deux feuillets de la plèvre phrénique ne sont point réunis par des adhérences préalables, soit dans le poumon et les bronches, quand une symphyse localisée de la plèvre défend l'entrée de la cavité séreuse au liquide pathologique (1).

3. *Infection des kystes hydatiques.* — Dans la généralité des cas, les kystes hydatiques du foie restent, durant toutes les périodes de leur longue évolution, indépendants des voies biliaires. Les progrès de leur développement ne font que consolider, par l'épais-

---

(1) Nous ne pouvons que signaler, en passant, ce chapitre des complications pleuro-pulmonaires de l'infection biliaire, dont l'étude, nécessitant des développements étendus, nous entraînerait trop loin.

sissement progressif de la membrane fibro-conjonctive dont le foie les entoure, leur enkystement et leur isolement dans le parenchyme hépatique.

Le kyste hydatique constitue donc une cavité close, protégée naturellement, et à l'abri des contaminations extérieures. Aussi le liquide du kyste reste-t-il, le plus souvent, aseptique. Et la démonstration expérimentale de cette asepsie est établie par plusieurs observations, dont celle de M. Féréol (1) est un bel exemple, dans lequel on voit la rupture intra-péritonéale d'un kyste hydatique du foie n'être suivie d'aucun accident infectieux. Un épanchement mixte de bile et de liquide hydatique peut même, dans le cas où ces deux liquides sont aseptiques, ne pas offenser le péritoine, ainsi que le démontre l'observation que M. Périer a lue à l'Académie de Médecine, dans la séance du 7 octobre 1890, où la laparotomie, faite après la rupture du kyste, démontra l'épanchement intrapéritonéal de bile et de liquide hydatique avec les vésicules, sans la moindre réaction inflammatoire de la séreuse ; la guérison rapide et complète de l'opérée acheva de démontrer l'asepsie de l'épanchement (2). A défaut d'autres cas, on pourrait s'en rapporter, pour ces cas, à l'expérience des médecins islandais, qui sont assez souvent témoins de rupture intrapéritonéale de kystes hydatiques du foie, inoffensives et annoncées seulement par la douleur, l'affaissement de la tumeur hépatique, les signes d'une ascite libre et temporaire, et souvent une poussée d'urticaire fugace, liée sans doute à un empoisonnement par les toxines du liquide hydatique. (3) L'excellent travail de notre ami M. Mauny a d'ailleurs définitivement jugé la question et clos le débat.

Mais le kyste hépatique ne reste pas toujours aussi hermétiquement clos ; et il arrive souvent qu'une communication s'établit entre sa cavité et les vaisseaux sanguins ou biliaires du voisinage. C'est ainsi qu'il peut s'infecter. Or, la suppuration des kystes hydatiques, dont la pathogénie immédiate est d'ailleurs encore à

<hr>

(1) Féréol. Kyste hyd. du foie ouvert dans le péritoine. *Bull. Acad.de Méd.*, 2° série, t. IX, n° 21, 1880.
(2) M. Mauny. Th. Paris 1891.
(3) Mourson et Schlagdenhauffen. Acad. des Sc. 38 octobre 1882.

faire, me paraît le plus souvent relever de l'infection biliaire. C'est la conclusion à laquelle on se trouve amené par la lecture des nombreuses observations de communication des kystes hydatiques avec les voies biliaires.

En effet, dans ces conditions, d'une façon générale, deux cas peuvent se présenter. Dans le premier, la communication, entre le kyste et les voies biliaires, est étroite, et, pour ainsi dire, capillaire; elle s'effectue au niveau des canalicules biliaires qui rampent dans la paroi adventice de la poche. En pareil cas, un peu de bile s'infiltre dans la cavité kystique, et on connaît, depuis les travaux de Dolbeau, Voisin, Luton, Cadet de Gassicourt, l'influence nocive de la bile sur la vie des hydatides, et, par conséquent, la possibilité d'une action curative spontanée de la tumeur parasitaire par cette fistule aseptique cholékystique. Dans une deuxième catégorie de cas, les voies biliaires sont infectées, ou, du moins, l'orifice de communication du kyste avec les canaux biliaires est assez grand pour livrer passage à du liquide hydatique dans celle-ci, parfois à des vésicules filles, troubler ainsi l'intégrité des voies biliaires, et y appeler l'infection. Celle-ci envahit, par la fistule, la cavité du kyste, y provoque la suppuration, et toutes ses conséquences, locales et générales. La lecture des observations du traité de Murchison, aussi bien que celles de la thèse de Berthaut (1) et d'une observation de M. Rendu (2) est, à cet égard, bien instructive. Elle met bien en relief la fréquence et la gravité de l'infection biliaire, secondaire à l'élimination par les voies de la bile, des vésicules hydatiques; et, réciproquement, les funestes effets de cette infection sur la cavité du kyste. Les bulletins de la Société anatomique renferment également un grand nombre d'observations du même genre, sur le détail desquelles il serait trop long d'insister, puisque toutes les données nécroptiques, en pareil cas, se résument dans la lésion suivante : cavité kystique volumineuse, suppurée, communiquant par un ou plusieurs larges orifices avec des canaux biliaires. Ceux-ci sont dila-

---

(1) J. Berthaut. *Etude sur l'élimination des kystes hydatiques du foie par les voies biliaires*. Th. Paris, 1883.
(2) Rendu. Leç. de Clin. méd. T. II, page 85.

tés, atteints d'angiocholite suppurée, et renferment soit des calculs, soit des vésicules filles.

Souvent la dernière portion du cholédoque est obstruée par une vésicule. Parfois, le cholécyste ne semble pas participer à l'infection, grâce à une vésicule fille qui, placée à l'entrée du canal cystique, défend les cavités situées en amont, contre l'infection.

L'infection du kyste est grave, parce qu'elle est le premier pas d'une extension prochaine de l'infection, non seulement au foie, mais, par l'intermédiaire de la fistulation de la cavité suppurée du kyste, à l'appareil pleuro-pulmonaire, au péricarde ou au péritoine.

Enfin, l'observation de notre maître M. Josias, sur laquelle nous reviendrons, prouve que, à la suite de la suppuration d'origine biliaire d'un kyste hydatique du foie, l'infection biliaire peut se généraliser jusqu'aux extrêmes limites de l'économie et provoquer la suppuration des méninges.

Par conséquent, l'affection hydatique du foie est une cause d'appel de l'infection biliaire. En outre, l'infection biliaire est une complication redoutable de cette affection hydatique, très probablement même l'agent le plus fréquent de la suppuration du kyste. Enfin, dans la cavité suppurée du kyste, l'infection biliaire trouve soudainement un tel foyer de multiplication de ses éléments, et d'extension de ses effets, que l'on doit considérer l'affection hydatique du foie comme un des plus grands facteurs de gravité de l'infection biliaire.

4. *Infection péritonéale.* — Cette complication, dont on peut facilement, par la connaissance des rapports des voies biliaires avec le péritoine, soupçonner la fréquence et la gravité, est, suivant le cas, *limitée* ou *généralisée.*

Elle est généralisée dans le cas où la bile infectée tombe dans la cavité péritonéale libre; limitée, au contraire, quand des adhérences préalables, de voisinage, ont restreint l'inoculation à une

---

(1) BECKER. Zur Casuistik der Echinococcus hepatis. *Berl. Klin. Wochensch.*, n° 28, p. 321. Juli, 1879.

(2) SOREL. Kystes hydat. du poumon droit et du foie, indépendants; fistule biliaire en rapport avec le kyste du poumon. Cachexie progressive entraînant la mort. (*Bull. soc. anat.* Paris, 1880, p. 520.)

petite portion de la séreuse, et, par là, circonscrit le foyer septique.
Mais ce travail adhésif préservateur est lui-même l'expression
histologique d'une infection, atténuée et chronique, de voisinage,
dont l'action lente a éveillé, sur la séreuse, une réaction modérée,
de caractère exsudatif, fibrineux. C'est à la fréquence de ces infections de voisinage, atténuées et partielles, qu'il faut attribuer ces
adhérences dont Durand-Fardel a signalé la fréquence autour des
voies biliaires, chez les vieillards porteurs de calculs (1); par conséquent, si l'infection péritonéale se fait brusquement, à la suite
d'une subite rupture des voies biliaires inférieures, elle sera générale; si elle se fait lentement, à la suite d'un travail ulcératif
subaigu ou chronique, elle sera limitée.

Les fistules biliaires cutanées ne peuvent nécessairement
s'établir que par l'intermédiaire d'une infection péritonéale, limitée
par l'établissement d'adhérences péritonéales entre la paroi biliaire
et la paroi abdominale, ou par l'intermédiaire du foyer de péritonite localisée, qui remplit le rôle d'un trajet fistuleux entre l'ulcération biliaire et l'ulcération cutanée.

Il en est de même pour les fistules biliaires internes, puisque le
péritoine est interposé entre tous ces organes creux de l'abdomen.

Péritonite biliaire partielle. — L'infection intéresse le péritoine
périhépatique. Parfois, le foyer est sus-hépatique, mais il est alors
précédé de suppuration intra-hépatique, et le péritoine de la face
supérieure du foie ne s'infecte que secondairement au parenchyme
de l'organe, comme dans l'observation rapportée par M. Joffroy,
à la Société de Biologie (2). Le plus souvent la péritonite est sous-
hépatique et enkystée. Elle succède à la cholécystite calculeuse
suppurée. La perforation du réservoir biliaire n'est pas nécessaire,
ainsi que le prouvent les deux observations de Letulle citées par
Deschamps (3) dans sa thèse (sous le titre de: cholécystite purulente
calculeuse — périhépatite purulente.— Lithiase biliaire, — angiocholite, — pyléphlébite); l'observation de Cruveilhier (4) et celle

(1) Durand-Fartel. *Maladies des vieillards.*
(2) Joffroy. *Soc. de Biologie.* 1869.
(3) Deschamps. *De la péritonite périhépatique enkystée.* (Th. Paris, 1886, p. 47-50).
(4) Cruveilhier. *Atlas d'Anat. Pathol. du corps humain.* LXXIX.

de Bercioux (1). — Cette péritonite est toujours suppurée; le pus est épais, crémeux, le plus souvent verdâtre; parfois, c'est un mélange où la bile domine; et, dans quelques cas, la collection est presque purement biliaire (Deschamps).

Les parois de la collection pyocholique sont faites d'organes voisins (foie, côlon, duodénum, paroi antérieure de l'hypocondre droit), refoulés et recouverts d'un revêtement stratifié de pseudo-membranes épaisses et fortement colorées en jaune ou en vert, par la bile. Une dissection attentive permet de reconnaître, au milieu du foyer, la vésicule biliaire, dont les parois sont épaissies, la muqueuse ulcérée, et, en plusieurs points, perforée au niveau d'ulcérations circulaires, le plus souvent petites. Parfois c'est le canal cystique ou le cholédoque qui a été perforé. Quand les malades ne succombent pas rapidement à ces péritonites hépatiques suppurées d'origine biliaire, le travail phlegmasique se localise de plus en plus, la collection enkystée tend à devenir superficielle, et elle attaque soit la paroi abdominale antérieure en y déterminant un *phlegmon biliaire* et, consécutivement à l'ouverture de ce phlegmon, une fistule biliaire cutanée; soit l'intestin, en déterminant une fistule bilio-intestinale. Les fistules biliaires externes sont exposées à des complications septiques dont l'apparition est liée a l'extrême septicité du liquide qu'elles canalisent, et qui, se rapprochant, par leur mécanisme pathogénique, leur étiologie et leur pronostic, de l'infiltration urineuse, méritent la dénomination d'*infiltration biliaire*. Sur cette infiltration se greffent soit l'érysipèle, (Obs. de Guibout), soit la gangrène (Obs. de Guibout et deux obs. de Howkins) (2). Le liquide qui s'écoule par ces fistules est d'une grande fétidité, qu'il tient sans doute de bacilles intestinaux saprogènes, émigrés du duodénum dans les voies biliaires.

Un autre mode de terminaison de ces péritonites biliaires partielles est la généralisation de la phlegmasie septique à la totalité de la séreuse.

Péritonite biliaire généralisée. — Cette complication de l'infection biliaire secondaire succède soit à la généralisation de la péri-

(1) BERCIOUX. *Bull. Soc. Anat.* 1857, t. II, p. 178-180.
(2) HOWKINS. *Lond. Med. Chir. Transact.* Vol. XVIII, 1ʳᵉ partie, p. 98.

tonite biliaire d'abord partielle, soit à une rupture subite des voies biliaires infectées dans la cavité séreuse non défendue contre cette irruption par des adhérences antérieures. — Lorsqu'à la suite d'une rupture soudaine des voies biliaires saines, d'origine traumatique, par exemple, une certaine quantité de bile s'écoule dans la cavité péritonéale, la séreuse ne s'offense pas sensiblement de la présence de ce liquide aseptique. L'épanchement expérimental de bile aseptique dans le péritoine des animaux confirme cette notion de l'innocuité de la bile physiologique, et nous avons suffisamment insisté sur ce point au chapitre de l'asepsie de la bile, pour n'y plus revenir (Voir la thèse de M. Mauny).

L'observation du Dr Richard, quoique ne réalisant pas complètement les conditions de l'expérience, en raison de la présence d'un kyste hydatique péritonéal, mérite néanmoins de figurer dans les documents cliniques, destinés à établir l'innocuité de la lésion qu'on pourrait dénommer d'un terme nouveau, mais rigoureusement juste, le *cholépéritoine* aseptique (Obs. Richard). Nous en donnons nous-même une observation probante. (Obs. I).

Quand la rupture porte sur des voies biliaires infectées et libres d'adhérences, une péritonite généralisée éclate, qui emporte rapidement le malade. Cette éventualité est rare. L'expression clinique est celle de la péritonite par perforation. Le siège de la perforation est indiqué par celui d'une vive douleur localisée à l'hypochondre droit qui marque le début des accidents. La température s'abaisse d'abord, pour remonter ensuite au delà de 40°, et redescendre enfin, parfois jusqu'à l'hypothermie du collapsus algide des péritonites par perforation de l'intestin. L'observation de Spillmann (Th. Deschamps, p. 48) peut être rapportée comme un bel exemple d'infection biliaire péritonéale, d'origine calculeuse. Une observation intéressante et plus précieuse, puisqu'elle est complète, l'examen bactériologique ayant été pratiqué par M. Netter, est celle que notre ami Potocki a communiquée à la Société anatomique.

B. Complications générales

La liste des complications de l'infection biliaire secondaire n'est pas close avec l'énumération des divers accidents locaux qu'elle peut provoquer par contiguïté dans le voisinage des voies biliaires. Cette infection biliaire peut devenir une infection sanguine, et, de locale, devenir générale. On assiste alors, en pareille occurence, au développement d'une de ces infections purulentes d'origine médicale, sur la possibilité desquelles le professeur Jaccoud a attiré l'attention. En réalité, comme la filiation pathogénique des accidents le démontre, l'origine de cette infection, pour être médicale, n'en est pas moins externe, puisqu'elle procède, par l'intermédiaire des voies biliaires contaminées, du milieu intestinal, qui représente dans l'économie une cavité de passage, où circulent les matériaux septiques du milieu extérieur.

Infection sanguine. — L'infection sanguine se fait par la voie porte ou la voie sus-hépatique. Des observations démontrent la possibilité des deux portes d'entrée. Ainsi que plusieurs observations en font foi, une pyléphlébite suppurative peut se développer par contiguïté, et des accidents de pyohémie subaiguë, avec fièvre irrégulière à grandes oscillations, surajoutés à ceux de l'angiocholite et de la pyopyléphlébite emportent le malade. Dans une autre série de cas, la veine-porte est ulcérée et communique directement avec le foyer biliaire infecté (cas de Murchison). Dans ces conditions, l'inoculation septique dans le sang se fait à plein canal, pour ainsi dire, et provoque une pyémie rapide. Les infarctus septiques, dans les radicules du réseau porte, obstruent les capillaires du foie ; de là l'infection gagne la circulation générale. — En pareille occurrence, la septicémie provoque, comme lésions fondamentales, des lésions d'*endocardite* végétante ulcéreuse, droite (un cas de Rondot) ou gauche (cas de Netter et Martha, Jaccoud, Luys, Mathieu et Malibran) dont l'étiologie biliaire a été, pour la première fois, nettement affirmée par MM. Netter et Martha. L'observation de ces derniers auteurs ouvre la série des documents bactériologiques, relatifs à l'infection biliaire, et marque ainsi, dans l'histoire de cette infection, une date solennelle. MM. Netter et Martha ont groupé dans leur mémoire, autour de leur observation personnelle, cinq autres cas, qui sont autant d'exemples d'infection sanguine, avec endocardite ulcéreuse, survenue dans le cours d'une infection biliaire, secondaire à la lithiase ou au cancer. Ces auteurs, par l'examen bactériologique des abcès angiocholitiques et des lésions de l'endocarde, ont prouvé la nature microbienne de l'infection biliaire et de l'infection endocardique. En démontrant ensuite que les lésions des voies biliaires étaient dues au même bacille que celles de l'endocarde, ils ont montré que les lésions biliaires précédaient, dans la succession chronologique, et provoquaient, dans la subordination causale, les lésions endocardiques. Ils ont démontré enfin, par l'expérience, que le transport des agents infectieux s'était effectué par le sang. Alors ils ont émis l'hypothèse, que les bacilles pathogènes de cette infection venaient du milieu intestinal dont ils sont normalement les habitants ; et cette filiation étiologique, clairement démontrée par leurs observations et leurs expériences, est affirmée par ces auteurs dans les conclusions suivantes :

« Au nombre des complications possibles de la lithiase biliaire,
« il convient de placer l'endocardite végétante ulcéreuse.

« On trouve alors dans les végétations valvulaires des germes
« puisés dans les conduits biliaires.

« Ces germes pénètrent dans le sang, soit par les capillaires
« sanguins du foie, soit par les branches ou le tronc même de la
« veine-porte.

« On peut trouver au point de pénétration des désordres organi-
« ques notables, effets de l'activité des mêmes organismes. Il se
« peut que la dilatation des voies biliaires soit le seul désordre
« apparent.

« Les cancers du foie ou de la tête du pancréas peuvent,
« comme la lithiase, amener cette endocardite et par le même
« mécanisme.

« L'altération cardiaque peut occuper le cœur droit, traversé le
« premier par le sang qui revient du foie. Plus souvent, les végé-
« tations siègent sur les valvules mitrales ou aortiques. Une lésion
« antérieure du cœur peut favoriser ces localisations.

« La symptomatologie a été différente. Dans deux observations
« le tableau clinique a été celui de l'endocardite typhoïde. Dans
« une observation on a constaté les phénomènes de l'ictère grave,
« qui ont du reste été présents dans les derniers jours d'un autre
« malade. Dans un autre cas (Obs. de M. Rondot), on a eu affaire à

« un ictère chronique dans lequel le souffle xyphoïdien seul faisait
« songer à une altération cardiaque. Le souffle même n'a pas été
« perçu dans une observation.

« Dans l'observation I, l'endocardite et l'infection étaient dues
« à un organisme allongé, bacillaire, dont l'intestin renferme nor-
« malement les représentants. Il n'est nullement établi que dans
« toutes les observations analogues, il faille incriminer le même
« micro-organisme. L'intestin renferme de nombreuses variétés de
« microbes, dont d'autres peuvent pulluler dans le sang une fois
« qu'ils y ont pénétré en assez grande quantité. Il se peut aussi
« que des organismes pathogènes étrangers à la flore intestinale
« pénètrent accidentellement dans ce conduit et de là dans les
« voies biliaires. Ainsi peut-être s'expliquera la diversité des
« formes cliniques ».

Ces conclusions ont été encore confirmées et développées ultérieurement, par M. Netter, dans une série d'expériences, instituées
sur le microbisme normal et pathologique des voies biliaires, dont
les résultats ont été communiqués par l'auteur à la Société anatomique. (1)

Il ressort de ces faits, cliniques et expérimentaux, que l'infection biliaire, secondaire au cancer ou à la lithiase, peut donner
lieu à une infection générale ; et que, lorsque cette infection se produit, elle détermine une endocardite ulcéreuse et végétante, par
greffe bactérienne au niveau des valves mitrale ou tricuspide. Dans
trois observations (du mémoire de Netter et Martha), l'existence des lésions valvulaires antérieures a été notée. Il est permis
de voir dans cette tare antérieure une condition qui a favorisé
l'implantation bactérienne au niveau des valvules altérées, ainsi
qu'il ressort d'ailleurs des expériences entreprises à ce sujet par
M. Netter.

L'endocardite n'est pas la seule lésion lointaine par laquelle
puisse s'affirmer l'infection sanguine d'origine biliaire. Nous avons
déjà cité l'observation de notre maître M. Josias, qui démontre la
possibilité d'une *méningite* suppurée, consécutive à une angiocho-

(1) NETTER. Séance du 29 octobre 1886,

lite purulente, chez un malade atteint de kyste hydatique du foie. Dans ce cas, l'infection du kyste a servi d'intermédiaire à l'infection des voies biliaires et à celle de l'organisme.

Telles sont les principales complications de l'infection biliaire secondaire. Nous les avons suivies de leur origine, l'ulcération biliaire, à leur terminaison, la septico-pyémie, qui représente le terme le plus grave de cette infection. Les termes de cette progression (abcès du foie, péritonites, etc.), en représentent des étapes anatomiques, relativement indépendantes les unes des autres, et qui peuvent rester isolées, stationnaires (fistules). Néanmoins leur mutuel enchaînement et leur commune étiologie en font les termes d'une même série morbide, justiciable, en dépit de la diversité de ses localisations anatomiques, d'une étude d'ensemble.

CHAPITRE XVI

Urologie des infections biliaires.

Utilité de l'examen de l'urine dans les infections biliaires. — L'analyse urologique indique l'état de la cellule hépatique. — *Quantité* des urines. Polyurie. Oligurie. — *Urée* (fonction uréogénique). — Parallélisme ordinaire des quantités d'urine et d'urée. *Crises urinaires* des infections biliaires. — *Albuminurie.* — Cylindres. Pigments. Bactéries.—*Urobilinurie* (fonction chromogénique). Valeur séméiologique. — Leucine, tyrosine, indican. — *Glycosurie* alimentaire (fonction glycogénique). — Augmentation de la *toxicité urinaire.* Ses relations avec la glycosurie alimentaire. — *Valeur pronostique* des données urologiques.

L'examen méthodique et répété des urines constitue, dans l'étude clinique des infections biliaires, un élément utile pour le diagnostic et plus précieux encore pour le pronostic. En effet, on pourrait, sur la série des résultats de cet examen, dresser une échelle assez exacte du pronostic des infections biliaires, car l'analyse des urines permet au médecin de se rendre compte de l'état fonctionnel de la cellule hépatique, et, pour ainsi dire, de doser, à un moment donné, la capacité biologique de l'élément anatomique. Or, ce qui, en matière d'infection biliaire, commande le pronostic et décide de l'issue de la situation morbide, c'est l'état de la cellule hépatique : en somme, c'est celle-ci qui est en cause; et si, par l'extension et la virulence du processus infectieux qui a envahi les voies biliaires, elle est atteinte dans sa substance et compromise dans son intégrité physico-chimique, le foie est frappé de déchéance fonctionnelle, et l'insuffisance hépatique est constituée. Or la suppression des fonctions du foie équivaut à une intoxication rapidement mortelle de l'économie. C'est pourquoi, s'il est démontré que l'on possède dans l'analyse des urines les éléments d'une mesure, même approximative, de la capacité fonctionnelle de la cellule hépatique, on est en droit de placer les données urologiques au premier rang de la séméiologie des infections biliaires.

L'examen des urines doit, tout d'abord, porter sur leur *quantité*. Une première loi se dégage, en matière d'infection biliaire, de l'examen du taux quotidien de l'urine. Plus la quantité d'urine émise est grande, plus le pronostic de l'affection est bénin. Les observations de Brouardel, A. Robin, Mossé, Landouzy et de Chauffard, concordent toutes en ce sens.

L'examen de la *quantité quotidienne d'urée* excrétée donne des renseignements d'une plus haute portée.

Les relations si importantes qui unissent les fonctions du foie et l'excrétion urinaire de l'urée, sont du domaine classique, depuis les recherches de Murchison, Meissner, et surtout de Brouardel (1), de Charcot (2) et de Debove (3). Les conclusions de ces travaux s'appliquent au pronostic des infections biliaires et permettent de formuler, en ces deux propositions, la loi suivante :

Plus l'excrétion de l'urée est abondante, plus le pronostic de l'infection biliaire est favorable. La gravité du pronostic est proportionnelle à l'abaissement de l'urée dans l'urine.

Il ressort également des tracés urologiques des observations complètes d'infection biliaire (Brouardel (4), Chauffard, observations personnelles), que la quantité d'urine émise et la quantité d'urée excrétée sont parallèles dans leurs variations : les maxima et les minima des deux courbes d'urine et d'urée se correspondent sur les tracés graphiques.

L'hyperazoturie traduit l'irritation fonctionnelle de la cellule hépatique ; l'hypoazoturie, son altération et sa déchéance. L'hyperazoturie engendre la polyurie, car l'urée est diurétique : inversement, l'hypoazoturie coïncide avec l'oligurie. Par conséquent, dans les formes légères de l'infection biliaire, on observe la polyurie et

---

(1) Brouardel. L'urée et le foie. *Arch. Physiol.*, 1876.
(2) Charcot. *Maladies de foie.*
(3) Debove. Recherches sur l'urémie d'origine hépatique. *Soc. méd. des Hôp.*, 9 février 1883.
(4) Je veux ici remercier mon cher maître, M. le professeur Brouardel, des observations qu'il m'a communiquées avec tant d'obligeance, et dont la collection forme, au point de vue de l'urologie du foie, une précieuse source de documents.

l'hyperazoturie, soit dès les premiers jours, soit au déclin de l'affection. En vingt-quatre heures, la quantité d'urine s'élève à 2 ou
3 litres et davantage, et le chiffre d'urée monte jusqu'à 3o et 4o
grammes. La quantité d'urine est moindre, et peut même tomber
au-dessous de la normale, s'il apparaît de la diarrhée.

Dans les formes moyennes de l'infection biliaire, les quantités
quotidiennes d'urine et d'urée émises sont ou normales ou inférieures au taux normal. Au moment du déclin, il se produit une
crise urinaire, expression d'une véritable décharge toxique par les
reins, pendant laquelle l'urine et l'urée, dans une ascension quantitative brusque et parallèle, atteignent les chiffres plus haut cités.

Puis, en quelques jours, l'équilibre des excrétions se rétablit.

Mon maître, M. Chauffard a eu le mérite d'insister, à plusieurs
reprises, sur la valeur pronostique, dans les infections biliaires, de
ces crises urinaires; de voir, dans leur apparition, le signal de la
convalescence, et une des marques de la parenté des ictères infectieux avec les autres maladies générales aiguës, dont le dénouement
critique se juge par des décharges urinaires semblables.

Dans les formes graves de l'infection biliaire, on observe une
extrême diminution de l'excrétion urinaire : les urines, rares et
chargées de pigments, sont très pauvres en urée. Si la terminaison
doit être fatale, le taux urinaire et azoturique baisse progressivement et les malades meurent souvent dans l'anurie. Si le dénouement doit être heureux, l'amélioration s'annonce tout d'abord par
l'augmentation des urines et l'accroissement de l'urée excrétée. La
polyurie et l'hyperazoturie apparaissent toujours, à un moment
donné, quand le malade doit guérir.

L'albuminurie est fréquente dans les infections biliaires. Elle
manque dans les formes légères, apparaît dans les formes
moyennes, où, d'ailleurs, elle fait quelquefois défaut (Rendu) (1),
augmente dans les formes graves; et, d'une façon générale, est
proportionnelle à l'intensité de l'infection. Elle traduit l'irritation
des tubes contournés par l'élimination des pigments biliaires, et
surtout du glomérule par des produits toxiques d'origine orga

(1) Rendu. — *Leç. de Clinique médicale*, 189o. T. II, page 62.

nique ou microbienne. Intermittente dans son apparition, irrégulière dans sa quantité, elle est liée surtout à la fièvre. Et, si l'on peut dire que, tandis que les autres données urologiques de l'infection biliaire traduisent surtout l'altération histologique de la cellule hépatique, l'albuminurie en traduit plutôt l'atteinte microbienne ; c'est elle qui donne la note infectieuse du syndrome.

Les cylindres rénaux sont très fréquents dans les urines des infections biliaires. Leur présence n'a d'ailleurs pas de signification fâcheuse. Elle est liée à l'irritation desquamative des tubes contournés par le passage des pigments et acides biliaires (Leyden). Aussi, la cylindrurie, subordonnée non à l'infection, mais à l'ictère, n'est-elle nullement parallèle à l'albuminurie (Nothnagel). Les cylindres appartiennent à la catégorie des cylindres hyalins.

Les pigments biliaires font naturellement partie intégrante du syndrome ictérique de l'infection biliaire. Nous n'insisterons pas sur leur présence, qui appartient à la séméiologie, non de l'infection, mais de la résorption biliaire. La bilirubine et ses dérivés se constatent dans l'urine par les procédés usuels. Ces pigments sont absents de l'urine quand l'infection biliaire ne s'accompagne pas d'ictère; par exemple dans certaines infections biliaires secondaires aux infections générales. Dans certaines formes graves de l'infection, les pigments disparaissent de l'urine, à la suite de l'acholie qui succède à l'abolition de la fonction biliaire, quand la cellule hépatique est détruite.

Les *bactéries* passent également dans l'urine, suivant le processus primitivement indiqué par le professeur Bouchard (Congrès de Londres) et décèlent ainsi le caractère général, hématique de l'infection. Les dernières observations de Girode (1) sont fort probantes à cet égard.

L'urobilinurie a une valeur séméiologique et pronostique plus grande. L'urobiline est le pigment du foie malade, les travaux de Hayem et de Tissier (2) l'ont démontré : à ce point de vue, la constatation de l'urobiline dans l'urine ictérique équivaut à un renseignement indirect mais précieux sur l'état du foie : l'urobilinurie

(1) GIRODE. — Quelques faits d'ictère infectieux. *Arch. Méd.* Février 1891.
(2) TISSIER. — *Essai sur la pathologie de la Sécrétion biliaire.* Th. Paris, 1890.

manque, en effet, dans les formes légères de l'infection biliaire ; quand.elle apparaît, c'est que la cellule hépatique est touchée ; par conséquent, elle indique une forme grave de l'infection, ou une infection greffée sur un foie déjà malade : cette éventualité représente le cas le plus fréquent. On l'observe, en effet, surtout dans les infections biliaires secondaires à des lésions anciennes (Obs. VI). L'urobilinurie n'est d'ailleurs, en aucune façon, subordonnée à l'infection ; elle ne fait partie du syndrome infectieux qu'en tant qu'elle en exprime la lésion histochimique.

La *leucine* et la *tyrosine* existent dans l'urine des infections biliaires, dans les formes graves des processus primitifs, ou dans les infections secondaires greffées sur des foies malades.

L'indican s'y rencontre aussi, mais sa présence a moins de signification encore.

La *glycosurie alimentaire*, provoquée par l'épreuve de Lépine-Colrat, constitue également un renseignement précieux dans le pronostic de l'infection biliaire. On sait, depuis les travaux de Roger (1), que dans le foie, le pouvoir glycogénique et la fonction d'arrêt des poisons de la circulation porte sont deux fonctions connexes. Quand le sucre ingéré passe dans l'urine, le pouvoir glycogénique du foie est insuffisant ; et, comme cette insuffisance de la fonction glycogénique est associée (ainsi que l'expérience l'a démontré) à une autre insuffisance, d'un ordre beaucoup plus dangereux, l'insuffisance d'arrêt des poisons d'origine porte, on comprend quel intérêt pronostique est engagé dans la recherche de la glycosurie hépatique provoquée.

L'augmentation de la toxicité urinaire est un corollaire naturel de l'insuffisance du foie, dans l'arrêt des poisons de la circulation porte ; ces produits toxiques passent directement dans la circulation générale et dans l'urine, dont ils déterminent l'hypertoxie. Les expériences du professeur Bouchard et de Roger sont, à cet égard, des plus démonstratives.

Cette hypertoxie urinaire peut encore dériver d'un autre mécanisme, l'hypertoxie critique : la première est consécutive à l'insuf-

(1) ROGER. Glycosurie hépatique. *Revue Méc.*, 1886.

fisance hépatique ; la seconde est produite par la suractivité d'assimilation temporaire du foie, qui se débarrasse tout d'un coup des matériaux toxiques qui l'encombraient, et jette, dans la circulation générale et l'urine, une dose massive de poisons à éliminer.

Tels sont les principaux éléments de la séméiologie urochimique des infections biliaires. Leur importance, d'avènement récent d'ailleurs, est grande, si l'on réfléchit à la nature des renseignements qu'ils nous donnent. En effet, c'est la souffrance de la cellule hépatique qu'ils traduisent. Or il arrive souvent que des infections biliaires, même légères, portent à l'élément parenchymateux du foie des atteintes sérieuses, durables. M. Chauffard, après avoir publié deux observations d'ictère, où l'analyse de l'urine avait révélé l'altération fonctionnelle du foie (1), conclut avec justesse : « Il n'y a pas de maladies des voies biliaires ; il n'y a que des maladies de la cellule hépatique. » Aussi est-ce un devoir, pour le médecin désireux de doubler son diagnostic d'un pronostic quelque peu fondé, de se renseigner, par l'examen des urines, sur l'état biochimique de la cellule hépatique.

---

(1) A. CHAUFFARD. De la guérison apparente et de la guérison réelle dans les affections hépatiques. *Arch. génér. de méd.*, octobre 1890.

CHAPITRE XVII

Bactériologie des infections biliaires

Extrême rareté des documents bactériologiques. — *Liste des bactéries* constatées (Netter, Gilbert et Girode; recherches personnelles). *Infection de la rate* dans l'infection biliaire. Résultats positifs de la ponction de ce viscère. — *L'infection biliaire* n'est pas *une*, mais *multiple*.— Motifs.— Elle est *monobactérienne* ou *polybactérienne*. — Elle est, le plus souvent, d'*origine intestinale*. — *3 groupes de bactéries*, au point de vue de l'action pathogène, — *1ᵉʳ Groupe* (bacilles de la putréfaction) déterminant une *altération chimique* profonde du milieu, la *nécrose* des éléments, la *dégénérescence* du parenchyme. — *2ᵉ Groupe* (bacille typhique, bacterium coli commune) déterminant ordinairement une altération chimique du milieu moins intense, une *réaction cellulaire modérée* pouvant aller parfois néanmoins jusqu'à la suppuration. — *Longévité des parasites.* Tolérance du milieu. — *3ᵉ Groupe* (microcoques pyogènes) provoquant une réaction *phagocytaire*; la *suppuration*, la *fièvre*, l'*infection sanguine*. — Relations entre la variété d'action des diverses espèces bactériennes et la variété des réactions cliniques de l'infection biliaire.

Si ce chapitre était, par sa matière, à la hauteur de son titre, on pourrait le considérer comme une des pages les plus importantes de la pathologie hépatique. Malheureusement, le nombre des travaux qu'a suscités la bactériologie de la bile est si restreint, que, la liste des microorganismes pathogènes des affections biliaires étant à peine commencée, ce chapitre ne peut être qu'entrevu dans ses grandes lignes, comme le plan d'une édifice, dans l'attente des matériaux de construction. Notre intention est donc, par l'énumération des bactéries dont la présence a été constatée dans les voies biliaires, d'ouvrir cette liste, et d'essayer de tirer quelques déductions sur le rôle pathogène possible de ces quelques microbes, mis en présence du milieu biliaire et de la cellule hépatique.

Le nombre des cas où nous avons pu pratiquer l'examen bactériologique de la bile, est extrêmement restreint, pour plusieurs raisons. D'abord, dans l'espace de temps dont nous disposions, nous étions à la merci du hasard des occasions cliniques : ensuite, les conditions de temps (1) dans lesquelles, si l'on veut rester conforme aux rigueurs de la technique et écarter les causes d'erreur, on doit recueillir la bile sur le cadavre, ne sont pas toujours possibles à réaliser à l'amphithéâtre. Enfin, la détermination complète de l'espèce bactérienne constatée dans chaque cas, comporte une technique longue et délicate, qui s'accommode mal de la mise en œuvre simultanée de plusieurs expériences.

Ayant indiqué, dans chaque observation, la technique suivie et le résultat obtenu, nous n'avons ici qu'à présenter l'ensemble de ces résultats. Auparavant nous devons dire que nous avons recueilli les bactéries, dans la bile même, aspirée en pipettes stérilisées, dans les conditions de fraîcheur que nous avons précisées; dans deux cas, grâce à l'intervention chirurgicale (Obs. IX et XIV), nous avons pu la recueillir sur le vivant, au cours de l'opération.

Dans un cas (Obs. XII), nous n'avons pas fait l'examen de la bile, mais seulement la recherche des microorganismes sur les coupes (Fig. II). Dans les autres observations, nous avons pratiqué la recherche des bactéries à la fois dans la bile et sur les coupes des voies biliaires et du parenchyme hépatique.

Deux cas d'infection biliaire, chez des calculeux, se sont présentés à notre observation, cette année, dans le service de notre maître, M. le professeur Brouardel; ces deux malades présentaient de grosses rates, dont l'augmentation de volume était bien en rapport avec l'infection biliaire fébrile, car nous avons pu suivre, jour par jour, le retrait de l'organe, qui s'est effectué parallèlement à la chute de la température, à la disparition de l'ictère et à l'amélioration de l'état général.

On sait, en outre, que la mégalosplénie est un symptôme classique des ictères infectieux. Rapprochant alors cette hypertrophie splénique, propre à l'infection biliaire, de l'hypertrophie du même

---

(1) Il faut recueillir la bile dans la vésicule, après incision de la paroi abdominale *aussitôt après la mort*; ou, au moins, dans un délai qui ne dépasse pas deux heures. Dans ces conditions, reste encore réservée la question de l'ascension agonique des bactéries de l'intestin dans les voies biliaires. Mais, ainsi que nous l'avons constaté plus haut, cette ascension est rare, puisque la bile, retirée d'une vésicule saine, est encore aseptique plusieurs heures après la mort. En outre, l'intervention chirurgicale permet de saisir l'infection biliaire sur le vif, et en dehors de toute cause d'erreur relative aux migrations bactériennes de l'agonie ou de la putréfaction.

viscère dans la dothiénentérie, et m'autorisant du résultat positif, aussi bien que de l'innocuité absolue, sous le couvert d'une rigou·reuse asepsie, de la ponction exploratrice de la rate, telle que l'ont pratiquée MM. Chantemesse et Widal, j'ai eu l'idée de l'infection possible du ganglion splénique au cours de l'infection biliaire. Et j'ai expérimentalement confirmé cette idée, par le résultat positif de l'examen et de la culture du sang splénique, retiré par la ponction (Obs. X et XV).

Dans les deux cas, j'ai constaté, tout d'abord, dans le sang frais, retiré par ponction de la rate, et immédiatement examiné sur lamelles, sans coloration, la présence, entre les globules, de coccus sphériques, de un peu plus de 1 µ de diamètre, mobiles, quelques-uns isolés, la plupart accouplés en diplocoques.

La mise en culture, par piqûre et sur plaques, sur les milieux solides habituels, démontra l'existence de deux microcoques pyogènes, les staphylocoques blanc et doré. D'un autre côté, l'étiologie et la nature des accidents présentés par les malades certifiaient le diagnostic de fièvre d'origine biliaire, chez des calculeux avérés, ictériques, avec un gros foie. Chez ces malades, l'examen du sang de la circulation générale, retiré par ponction, avec une lancette flambée, d'une pulpe digitale désinfectée et séchée au papier-filtre stérilisé, ne m'a donné qu'un résultat négatif. L'infection sanguine était donc bien d'origine biliaire d'une part, et très probablement concentrée, dans ses agents figurés, au niveau de la rate, qui peut être considérée comme le ganglion du sang. Il faut rapprocher de ces deux cas les observations de Girode (1) dans lesquelles notre collègue a constaté l'infection du sang vivant (ponction du doigt) par le staphylococcus aureus. La ponction de la rate n'a pas été pratiquée, mais l'examen nécroptique des viscères a démontré la généralisation de l'infection staphylococcique à toute l'économie, car l'infection, limitée, dans ses formes moyennes, au parenchyme splénique, envahit, dans ses formes graves, le sang de la circulation générale. Nous donnons ici la liste des bactéries qui ont été constatées jusqu'à présent, soit par nous-

____

(1) Girode. *Arch. de Médecine*. Janvier 1891. Loc. cit.

même, soit par d'autres observateurs, au cours des infections biliaires : (1)

Le *bacterium coli commune* (Obs. personnelles VI et VIII. Obs. de Gilbert et Girode, de Veillon et Jayle, de Charrin et Roger).

Le *bacille typhique* (Obs. personnelles VII et IX. Obs. de Gilbert et Girode).

Un *bacille,* trouvé dans une observation personnelle V.

Un *bacille encapsulé* (Obs. personnelle VI).

Un *diplobacille* intermédiaire au bacterium coli et au diplocoque de Friedlænder (Naunyn, Soc. méd. Strasbourg, 16 janvier 1891).

Des *bacilles saprogènes, liquéfiants* (Obs. personnelles diverses).

Un *streptococcus* (Obs. personnelle. Obs. de Malvoz, de Claisse. Obs. de Ménétrier et Thiroloix) (2).

Le *staphylococcus aureus* (Obs. personnelles VI, X, XV. Obs. de Netter et Martha, Girode, Frænkel, Naunyn, Zamy).

Le *staphylococcus albus* (Obs. personnelles VI, X, XV).

Un *diplococcus* (Obs. personnelle XIV).

Si restreint que soit le nombre des cas où nous ayions pu mener à bien la détermination des bactéries, on peut déjà se convaincre par cette courte liste, que les recherches de l'avenir allongeront sans doute, qu'il n'y a pas une infection biliaire, mais des infections biliaires ; et que cette infection, loin de reconnaître un microbe spécial, est au contraire due à des microorganismes multiples et variés. De plus, on voit que l'infection biliaire est, comme l'infection urinaire (3), suivant les cas, *monobactérienne* ou *polybactérienne.*

Ces conclusions, issues de l'expérience, découlaient déjà d'ailleurs du raisonnement. En effet, les voies biliaires puisant le plus souvent les éléments de leur infection dans le duodenum, qui est un foyer dont le polymicrobisme normal nous est connu, il était bien probable que cette diversité des espèces pathogènes, une fois l'ascension parasitaire réalisée, se refléterait dans les voies biliaires.

(1) Le pneumocoque, en dehors de quelques cas, où M. Netter l'a trouvé dans des abcès du foie, chez des enfants, n'a pas encore été rencontré dans les voies biliaires (Voir l'excellente thèse de notre collègue Boulay).

(2) Ménétrier et Thiroloix. Ictère des tuberculeux. *Soc. Anat.,* 6 fév. 1891.

(3) J. Albarran. *Étude sur le rein des urinaires.* Th. Paris, 1889.

Les observations des autres auteurs confirment, dans leurs conclu-sions, nos résultats, relatifs à la nature, à la variété et au nombre des microorganismes de l'infection biliaire. Ainsi Netter et Martha ont constaté, dans leur cas d'endocardite infectieuse biliaire, le staphylocoque doré et un bacille court qu'ils n'ont pu d'abord déter-miner, n'en ayant pas fait de cultures, mais qui depuis a été reconnu par M. Netter comme identique au bacterium coli commune.

Dans ses expériences, dont nous rapportons le résultat, un de ces deux auteurs, à qui revient le grand mérite de la priorité de recherches systématiquement conduites dans le sens de l'infection biliaire, Netter a reconnu la possibilité de deux grands groupes d'infection biliaire; l'infection *micrococcique* et l'infection *bacillaire*, la première fébrile, la seconde hypothermisante. Nos constatations cliniques et expérimentales confirment le sens général de la dis-tinction établie par Netter.

En dehors des recherches de cet expérimentateur, la littérature médicale est pauvre en documents bactériologiques sur les voies biliaires. Citons ici une observation de Fraenkel (1), qui a trouvé, dans un cas de péritonite par perforation consécutive à une cholé-cystite ulcéreuse, le *streptococcus pyogenes* et le *staphylococcus flavus*. Les recherches microbiologiques relatives à l'ictère grave, se divisent en deux catégories : la première comprend les cas négatifs; la seconde ceux où le résultat fut positif; ces cas positifs malheureusement ne concordent pas entre eux dans leurs résultats. Eppinger (2) décrit des microbes ronds, Klebs, (3) des *bacilles* courts et gros ; Balzer (4) des *microcoques* en amas et des bacilles; Boinet et Boy-Tessier (5) un *diplococcus* pur, contenu dans le sang. Hlava, cité par Cornil et Babès (9) décrit des bactéries rondes, dans les conduits biliaires et des bacilles dans le parenchyme hépatique. Le cas de Aufrecht (7)

(1) Fraenkel. Zür Ætiologie der acuten Peritonitis (*Münchener Klinische Wochens-chrift*, n° 7, 1890.
(2) Eppinger. *Prager Vierteljahrschrift*. 1875.
(3) Klebs. Austechend. Krankh. (Eulenlurg's Realencycl.)
(4) Balzer. *Revue de médecine*, 1882.
(5) Boinet et Boy-Tessier. Recherches sur le microbe de l'Ictère grave. (*Revue de Médecine*, 1882.)
(6) Cornil et Babès. *Les bactéries*. 2, p. 159
(7) Aufrecht. *Deutsch. Archiv. f. Kl. Medecin.* 1887.

ne donne pas l'idée nette de l'espèce bactérienne constatée par l'auteur. Il semble ressortir de ces recherches que l'ictère grave doit être une infection due plutôt à des microcoques qu'à des bacilles. Le syndrome de l'ictère grave relève d'ailleurs d'une infection sanguine, et à défaut d'autre document, les remarquables observations de Girode (1) en seraient une preuve suffisante. Souvent cette infection sanguine part des voies biliaires et procède par conséquent de l'infection biliaire. — Mais, dans d'autres cas, elle relève d'une autre étiologie et part d'une autre porte d'entrée (utérus, plaie, etc.). Les cas jusqu'ici publiés autorisent à considérer cette infection comme coccique et non comme bacillaire.

En nous en tenant rigoureusement aux résultats acquis, nous constatons donc, par l'expérience, ce que le raisonnement nous avait déjà fait soupçonner : c'est que l'infection biliaire relève des micro-organismes contenus dans le duodenum, à l'état normal (staphylococcus albus et aureus, streptococcus, bacterium coli, bacilles saprogènes, etc.), ou à l'état pathologique (bacille typhique). En possession du point de départ et du point d'arrivée des bactéries pathogènes, en possession également des conditions, surtout mécaniques, qui facilitent les migrations normales de ces bactéries, en un mot du mécanisme de l'ascension parasitaire, nous pouvons maintenant essayer d'entrevoir le processus de l'infection biliaire, et de nous faire une idée du mode d'action de ces bactéries sur leur nouveau milieu, lorsqu'elles se trouvent dans les voies biliaires.

A ce point de vue, on peut distinguer les agents de l'infection biliaire en trois classes.

Dans la première, on peut rassembler les microbes de la putréfaction, les bacilles saprogènes, dont j'ai, en maintes occasions, constaté la présence dans les voies biliaires, et alors qu'il n'était guère possible d'incriminer une migration *post mortem*, quand la prise de bile est pratiquée aussitôt après la mort. Ces bactéries, de provenance intestinale, et dont l'activité biologique est caractérisée par l'intensité des processus de réduction qu'elles opèrent, doivent

(6) Girode. Quelques faits d'ictère infectieux. *Archives de Médecine,* Janvier 1891.

exercer sur le milieu où elles végètent, le milieu biliaire, une action toxique directe, une altération chimique profonde. Par conséquent, en vertu de leurs propriétés éminemment toxiques, ces microbes ne permettent pas aux éléments anatomiques de lutter, par les procédés habituels de la défense qu'opposent les unités élémentaires de l'organisme aux unités élémentaires de l'infection : ils arrêtent la réaction cellulaire sur place, et tuent les éléments anatomiques, par nécrose. Cette nécrose est provoquée soit par l'action directe des bacilles, soit, plus probablement encore, par l'intermédiaire des produits toxiques sécrétés par eux, sur les cellules. Telle est, selon toute vraisemblance, le mécanisme pathogénique de la dégénérescence hépatique dans l'observation (V), et dans les cas où nous avons constaté l'infection du milieu biliaire par les bacilles intestinaux, liquéfiant la gélatine, et saprogènes. Dans ces cas, l'infection est plutôt hypothermisante que fébrile, et l'analyse clinique conclut à l'insuffisance hépatique plutôt qu'à l'infection. Il est d'ailleurs possible que l'infection de la bile se réalise, à la dernière période de certaines cirrhoses, par un processus qu'on peut qualifier d'agonique, provoquant, avant la mort, l'attaque des voies biliaires et du foie par des espèces bacillaires multiples, dont le travail destructif représente une sorte de putréfaction.

Dans la seconde classe, se rangent le bacille typhique et le bacterium coli commune. On constate, dans cette variété d'infection, une altération chimique du milieu généralement peu considérable, et une réaction cellulaire défensive modérée ; il s'agit alors non plus d'un processus de nécrose toxique, mais d'un processus de fermentation irritative : néanmoins la réaction anatomique va jusqu'à la prolifération embryonnaire, rarement jusqu'à la suppuration. Cependant, MM. Gilbert et Girode, Charrin et Roger, ont établi la réalité de la suppuration dans l'infection typhique et due au B. coli.

Nos collègues Veillon et Jayle ont constaté la présence du bacterium coli commune dans le pus d'un abcès dysentérique du foie (1), par conséquent d'un abcès bien probablement d'origine veineuse portale.

---

(1) VEILLON et JAYLE. *Soc. de Biologie.* 10 janvier 1891.

A un premier examen, M. Netter n'avait constaté aucun microbe dans ce pus; un mois après, le bacterium coli apparaît dans ce même pus. Dans cette occasion, ainsi que le font remarquer Veillon et Jayle, on ne peut imputer à ce bacille une suppuration qui s'était produite avant lui et sans lui. Mais il est fort intéressant de reconnaître, dans la filiation de ces faits, une infection secondaire de la cavité intrahépatique de l'abcès, par le bacterium coli, c'est-à-dire une infection d'origine intestinale, évidemment effectuée par migration ascendante, le long des voies biliaires. En revanche, si la réaction du milieu est peu vive, la résistance du parasite semble considérable et sa longévité, pour ainsi dire, paradoxale (Obs. IX). Aussi l'infection, en pareil cas, peut-elle gagner en persistance ce qu'elle perd en violence, et, après avoir, plus ou moins longtemps, couvé à l'état latent dans le milieu qui la tolère, finir par déterminer des lésions mortelles.

Dans la troisième classe, se groupent les microorganismes pyogènes (staphylocoques, streptocoques, diplocoques) qui déterminent, par leur présence dans les voies biliaires, une altération chimique du milieu, accessoire comparativement à la réaction cellulaire irritative, phagocytaire, qui est, au contraire, intense : les éléments conjonctifs prolifèrent et se multiplient, les leucocytes s'amassent; et les foyers suppuratifs succèdent à la fonte, par peptonisation, des éléments embryonnaires surabondants; les éléments nobles du parenchyme, les cellules différenciées, subissent de leur côté, sous l'action des diastases sécrétées autour d'elles, un processus dégénératif secondaire. Les agents infectieux de la troisième classe sont des cocci. Ce sont eux qui, d'après l'expérience, déterminent les réactions fébriles les plus vives : par conséquent, ce sont eux qui doivent provoquer le plus facilement l'infection sanguine. Or nous avons vu que ce sont eux que l'on trouve dans le sang de la rate, chez les fébricitants.

Ces microbes passent donc des voies biliaires infectées dans la circulation générale. Une fois qu'ils ont envahi les voies biliaires, en effet, le chemin de l'organisme est, pour ainsi dire, ouvert devant eux; dans la paroi des canaux biliaires, ils ne trouvent plus sur leur passage la couche lymphoïde épaisse, qui, dans la muqueuse intestinale, constitue le barrage défensif le plus efficace de l'économie contre les bactéries du tube digestif. Dans le milieu biliaire, au contraire, la bile exerce plutôt une action paralytique sur les éléments cellulaires, qui pourraient représenter, contre les bactéries pathogènes, les agents d'une utile phagocytose. La défense du milieu biliaire contre l'infection paraît plutôt fondée sur l'action bactéricide de la bile; or, on sait que cette action n'est pas énergique; d'ailleurs les expériences de Charrin et de Roger (1) ont démontré la tolérance des bactéries pour la bile, dans les milieux nutritifs. Aussi, la voie biliaire est-elle une des voies que peut prendre l'infection bactérienne partie du tube digestif, pour envahir l'organisme. Et c'est ainsi que se réalisent les complications de l'infection biliaire.

Ainsi, aux diverses espèces bactériennes de l'infection biliaire, correspondent diverses réactions, chimiques et cellulaires, du milieu infecté; et, par suite les diverses modalités de la réaction clinique. Le petit nombre des examens bactériologiques ne permet pas de pousser plus loin l'interprétation des phénomènes; mais on est en droit d'espérer qu'une connaissance plus détaillée et plus approfondie des agents de l'infection biliaire apportera, dans l'analyse et le classement des faits cliniques, les éléments d'une pathogénie positive.

<hr>

(1) CHARRIN et ROGER. *loc. cit.*

OBSERVATIONS

OBSERVATION I. — *Epanchement chronique, apyrétique, de bile, dans la cavité péritonéale (Hydrocholépéritoine).* — (Observation clinique résumée.)

L... Jean, âgé de 44 ans, garçon de salle, entre salle Serres, lit 51, le 5 juin 1890, service de M. le Professeur Brouardel.

L'observation clinique se résume, à l'entrée du malade, dans la constatation d'une tuberculose pulmonaire, limitée au sommet droit, où l'on perçoit des craquements, des râles sibilants, de la rudesse respiratoire, de la matité, et du retentissement exagéré des bruits du cœur. Éthylisme.

Une semaine après l'entrée du malade, on constate une augmentation de volume, subite et considérable, du ventre, le développement d'une circulation veineuse superficielle, et l'apparition de tous les signes d'une ascite abondante et libre.

L'accroissement rapide du liquide porte le périmètre abdominal, au niveau de l'ombilic, à 99 centimètres.

Paracentèse. — On retire 7 litres d'un liquide mousseux, vert-bouteille, très albumineux, donnant avec l'acide nitrique la réaction du pigment biliaire.

Après la ponction, on constate un foie augmenté de volume, dur, avec quelques inégalités noueuses à sa surface. Dans le courant des semaines suivantes, tandis que les signes de la tuberculose pulmonaire restent stationnaires, on assiste à la récidive lente, mais progressive de l'ascite, qui nécessite successivement quatre ponctions. La dernière a été pratiquée le 2 octobre 1890. La quantité du liquide retiré varie, chaque fois, entre 7 et 9 litres. La composition en est la même, à chaque paracentèse. *Le malade n'a jamais eu de fièvre.*

Le diagnostic probable était thrombose porte chez un tuberculeux : mais la nature bilieuse du liquide ascétique demeure inexpliquée.

Sans vouloir ici entrer dans la discussion clinique, nous ne relatons ce cas que pour apporter une preuve de plus de la parfaite tolérance du péritoine pour la bile aseptique.

En effet, l'analyse chimique dans laquelle réside, avec la notion de l'apyrexie du malade, tout l'intérêt de l'observation, prouve *l'épanchement de bile dans le péritoine.*

ANALYSE CHIMIQUE faite par M. le Dr CHABRIÉ, chef du laboratoire de chimie de la clinique des voies urinaires (Hôpital Necker, service du Professeur GUYON).

Le liquide qui m'a été remis de la part de M. Dupré, interne des Hôpitaux, pour être l'objet d'essais qualificatifs et de dosages, a présenté les caractères suivants :

Iº Quantité.................... 1,250 cc.
   Odeur..... .... forte, urineuse.
   Réaction.................. neutre.
   Densité...... .... 1,015.
   Aspect.................... louche (filtre difficilement).
   Couleur .... vert foncé.
   Dépôt .... Très léger, de substances jaunâtres.

IIº Les proportions des diverses catégories de composés, dans le liquide filtré, ont été déterminées :

Perte à l'évaporation à 100º. Eau..................... 96. 24
Perte à l'incinération....... Matières organiques..... 2. 92
Résidu fixe .... Matières minérales...... 0.708

99.868
(ou environ º/₀).

IIIº On a pris 100 cc. du liquide ; on y a ajouté 100 cc. d'alcool à 83º centésimaux. On a agité et filtré.

Sur le filtre, il reste le mucus, les débris d'épithélium, les matières albuminoïdes.

On a fait deux parts de la solution filtrée :

Iº Sur la première, on a pesé le résidu de l'évaporation de l'alcool.

Ce résidu a été trouvé de 1 gr. 25 º/₀ (cent volumes), du liquide primitif.

Il représente le poids des graisses et des acides biliaires (s'il y en a, comme on va le voir).

IIº La seconde portion de la solution alcoolique a été réduite à un petit volume, et additionnée d'éther. Les *cholates* et *tauro-cholates, se sont déposés.*

IVº Les substances minérales, redissoutes dans l'eau, ont été analysées.

Elles sont formées de *chlorures* en grande quantité et de *phosphates* en très petite quantité.

Vº Dans le résidu de l'évaporation à 100º du liquide à analyser, on a recherché les *pigments biliaires.*

Pour cela, on a épuisé successivement le résidu par l'éther, l'eau chaude, le chloroforme, et l'acide chlorhydrique étendu.

Le chloroforme bouillant n'a plus *rien enlevé* au *résidu*, donc, *absence* de bilifuscine et de bilirubine.

L'alcool a enlevé la *bilifrasine* verte, accompagnée sans doute de quelques impuretés. On l'a pesée. On a trouvé que la *bilifrasine* formait 0,0313 %, du liquide à analyser.

On a aussi constaté la présence de 0,35 % d'*urée* dans le liquide.

Conclusions. — Le résidu de 1 gr. 25 pour 100 cc. du liquide donne, en centièmes et en poids (en tenant compte de la densité du liquide), le nombre 1 gr. 26875 % de la quantité de graisses et d'acides biliaires.

Comme ces substances forment les 85 centièmes des substances solides de la bile, et que les substances solides forment le douzième environ de la bile humaine, on peut dire que 100 gr. du liquide en question contiennent

$$1 \text{ gr. } 27 \times \frac{100}{85} \times 12 = 17 \text{ gr. } 88 \text{ de bile.}$$

Le poids total du liquide étant de 1 k. 278 gr. 900, le poids total de bile est = 228 gr. 66732, ou, en centièmes, *19 pour cent environ* (1).

CONCLUSION.

Il s'agit donc ici, quelle que soit la pathogénie de l'épanchement, d'un *Hydrocholépéritoine apyrétique.* Cette observation doit être rapprochée de l'observation II.

OBSERVATION II. — *Épanchement de bile dans la cavité péritonéale sans symptôme de péritonite* (Dr RICHARD. Extrait de la *Gaz. hebd. de Méd. et Chir.*, 1880, p. 280).

Un Arabe de trente-cinq ans environ, entre à l'hôpital militaire de Philippeville, le 24 janvier 1880; il est amaigri et très faible; il raconte que son ventre a commencé à gonfler depuis deux mois, et que, depuis cinq jours, ce gonflement augmente beaucoup. Il présente, en effet, un épanchement abdominal considérable, sans fièvre aucune, ni douleur; le pouls est à 70; chaque jour une selle dure et colorée; l'appétit est conservé, pas de vomissements. Pendant les deux premières semaines de séjour à l'hôpital, l'épanchement augmente rapidement, et le 7 février, l'intensité de la dyspnée commande d'urgence la paracentèse qui donne issue à 13 kil. 500 d'un liquide d'un jaune intense, louche, tachant fortement le linge en jaune, d'une odeur fade peu prononcée et d'une saveur amère; sa réaction est légèrement alcaline; densité = 1,028. Par le repos il ne se développe aucun coagulum fibrineux au sein du liquide; mais celui-ci renferme une quantité d'albumine telle, qu'après l'action de la chaleur, on peut retourner le tube sans qu'il tombe une seule goutte. L'analyse chimique décèle la présence d'une forte proportion de bile, et au microscope on découvre des globules embryonnaires assez nombreux, quelques globules rouges et une quantité colossale de petits blocs d'un blanc jaune d'or qui ne sont autre chose que du pigment biliaire. Cette forte proportion de bile en l'absence de tout symptôme de péritonite a lieu

---

(1) Je remercie mon cher ami Chabrié de m'avoir donné, dans cette savante analyse, le document capital de l'observation.

de nous surprendre, et si la paracentèse avait été faite à droite, nous pourrions nous demander si nous n'aurions pas ponctionné la vésicule biliaire énormément dilatée. Quoi qu'il en soit, l'épanchement se reproduit rapidement, et une deuxième ponction nécessitée le 16 février donne issue à 8 kil. 5oo d'un liquide semblable au précédent, sauf qu'il est un peu plus trouble. Après cette deuxième ponction, comme après la première, le pouls reste plein, la température oscille autour de 37° avec de très faibles écarts; il n'y a pas de vomissements, en un mot, aucun indice de péritonite : un peu de diarrhée bilieuse; l'abdomen est un peu douloureux du côté droit, mais cette douleur est peu vive et la percussion l'exagère à peine. Une troisième ponction pratiquée le 22 février produit 5 kil. 8oo d'un liquide louche offrant la même teinte que les précédents, avec une nuance rougeâtre en sus; les globules rouges y sont en majorité.

A la suite de cette ponction, les douleurs abdominales augmentent un peu, la dyspnée et la faiblesse vont en croissant, et le malade meurt le 24 février, un mois après son entrée à l'hôpital, trente-six jours après l'essor rapide pris par l'épanchement.

Autopsie. — A l'ouverture du péritoine, il s'écoule cinq litres environ d'un liquide semblable à celui de la dernière ponction. Quelques adhérences, faciles à rompre, de l'estomac, du côlon transverse avec la paroi abdominale antérieure. Toute la cavité péritonéale est revêtue d'une mince membrane fibrineuse, translucide, élastique, colorée en jaune par de la bile, formant une couche d'un millimètre d'épaisseur et s'enlevant facilement par petits lambeaux; ce même enduit agglutine en un paquet unique les anses intestinales, qui d'ailleurs se laissent facilement isoler; les intestins présentent un épaississement dû surtout à une infiltration œdémateuse de leur tunique musculeuse. Au devant du paquet intestinal est établie une grande masse irrégulière, bosselée : c'est l'épiploon chargé de kystes hydatiques extrêmement nombreux, dont une vingtaine au moins ont ou dépassent le volume d'un œuf de poule, et dont le plus gros a les dimensions d'une orange. Le poids de l'épiploon avec les kystes est de 1,95o grammes. Cette large nappe de tumeurs hydatiques tenant les unes aux autres par la trame de l'épiploon, s'étend jusque dans l'intérieur du petit bassin, où elle se fixe solidement à la partie supérieure de la vessie et dans le cul-de-sac vésico-rectal par des adhérences qu'on ne peut détruire qu'à l'aide du scalpel : un kyste gros comme une pomme est situé dans le cul-de-sac même. Ces kystes ne sont pas simplement fixés sur l'épiploon par des fausses membranes, ils sont contenus dans son épaisseur; de même il y en a un de la grosseur d'un œuf de poule qui est contenu entre les deux feuillets du mésocôlon descendant; un autre un peu plus petit se trouve sous l'épiploon pariétal à la région hypogastrique, un autre analogue, recouvert par une fausse membrane, est fixé à la capsule de la face externe de la rate.

Le foie est déformé, volumineux, et pèse 2,95o grammes; sa face supérieure est revêtue de la même fausse membrane fibrineuse, élastique, fortement teintée en jaune que nous avons déjà signalée plus haut. Son lobe gauche est transformé en entier en un kyste hydatique ayant le volume d'une tête fœtale à terme, fortement tendu, rénitent et proéminent surtout vers la base. Un autre kyste également tendu et ayant le volume d'une orange a pris la place de l'éminence porte antérieure; il refoule vers la droite et comprime la vésicule qui est presque vide et ne renferme qu'une petite quantité de mucus et de bile jaunâtre. Tout à fait à l'extrémité gauche du sillon transverse se trouve une poche kystique du volume d'une pomme d'api; mais au lieu d'être pleine et rénitente comme les précédentes, elle est vive et affaissée, et elle présente à sa partie antérieure une ulcération qui admet la dernière phalange du petit doigt et qui fait communiquer la poche avec la cavité péritonéale. Après l'avoir incisée, on constate qu'elle renferme une membrane jaunâtre, molle, chiffonnée, repliée sur elle-même, semblable à celle qu'on trouve dans les kystes hydatiques en voie de régression; elle contient, en outre, d'autres vésicules hydatiques plus petites, également flétries. La face interne est inégale, noirâtre, incrustée de pigment biliaire, et est tapissée par des grumeaux foncés imprégnés de bile. L'épaisseur de sa paroi est en moyenne de deux millimètres, mais elle est très inégale et en un point peu éloigné de l'ulcération elle est réduite à une mince pellicule. Cette poche est implantée par sa base sur le tissu même du foie. En disséquant avec soin les conduits biliaires du côté gauche, nous trouvons que deux gros conduits de troisième ordre, voisins l'un de l'autre et provenant d'un même tronc par dichotomie, s'ouvrent librement dans la poche. Ces conduits sont perméables, leur muqueuse est intacte et teintée normalement en jaune par de la bile. Nous ne parvenons pas à découvrir leurs bouts supérieurs, ce qui n'est pas étonnant, vu que tout le tissu auquel ils se rendaient a été atrophié par le gros kyste du lobe gauche. La bile, qui était versée dans la poche, et de là dans le péritoine, provenait donc par reflux des gros canaux biliaires; ce reflux était favorisé par ce fait que la vésicule était comprimée, aplatie, et sa capacité réduite à peu de chose.

Le parenchyme du lobe droit est normal.

La veine porte ne semble pas comprimée et sa lumière est libre.

La plupart des kystes hydatiques sont vivants, quelques-uns seulement, entre autres celui de la rate, sont en voie de régression.

Adhérences diaphragmatiques de la plèvre gauche. Le poumon de ce côté est comprimé et hyperhémié.

En résumé, la pathogénie semble avoir été la suivante : kystes hydatiques multiples dans le foie et le péritoine; compression et ulcération de deux conduits biliaires par une poche kystique de la base du foie ; mort des hydatides; ulcération de la poche par la bile, fistule biliaire intrapéritonéale; péritonite latente; mort par épuisement.

OBSERVATION III (Communiquée à la Société médicale des hôpitaux (Novembre 1889), par M. le professeur HAYEM). *Ictère biliphéique chez une enfant, hémophilie. — Mort au bout d'un mois. — Autopsie. — Rupture de la vésicule biliaire sans oblitération du cholédoque. — Épanchement de bile dans le péritoine. — Absence de péritonite suppurée. — Résorption biliaire par la voie lymphatique.*

B. Alphonsine, née le 10 septembre 1889, entre salle Vulpian, n° 11, le 8 novembre 1889, à l'hôpital Saint-Antoine.

Antécédents héréditaires. — Père vivant, vingt-six ans, bien portant. Mère vingt-huit ans, en bonne santé également, pas de maladies, pas de privations. Couches bonnes, frères et sœurs bien portants. Grand-père maternel soixante-dix ans. Grand'mère morte à soixante-cinq ans.

Antécédents personnels. — L'enfant serait née quinze jours avant terme d'après l'accoucheur, mais bien constituée et bien portante. La mère l'a nourrie au sein jusqu'à présent. Pendant le premier mois_sa_ santé a été bonne, jamais de diarrhée ni de vomissements.

Début. — La maladie a débuté il y a un mois, sans cause appréciable, l'enfant est devenue jaune et ses selles se sont décolorées; elles étaient tantôt blanches, tantôt grises. De temps en temps, elle avait de la diarrhée, jamais de selles vertes. De plus, elle vomissait deux ou trois fois par jour des matières muqueuses. Depuis dix jours, elle perd du sang par des écorchures aux lèvres et aux oreilles ainsi qu'au niveau de la cicatrice ombilicale.

État actuel. — 9 novembre, la peau est colorée uniformément en jaune. Sclérotiques jaunes, même teinte sur toutes les muqueuses. Amaigrissement et état cachectique prononcés. L'alimentation se fait bien ; selles décolorées, argileuses, abdomen tendu, ne paraît pas douloureux, le foie déborde un peu les fausses côtes. Érosion à la lèvre inférieure laissant écouler du sang.

L'enfant meurt le 10 novembre à huit heures un quart du matin.

Température rectale 8 novembre soir 38°
— — 9 — matin 38°
— -- 9 — soir 39°6

Examen du sang. — Hématoblastes nombreux, globules rouges paraissant sains, pas d'augmentation du nombre des blancs, pas de réticulum visible après un quart-d'heure du sang desséché, pas de globules rouges à noyau après coloration par l'eau iodo-iodurée.

Autopsie faite vingt-quatre heures après la mort. — Teinte jaune uniforme des téguments. Abdomen volumineux. A l'ouverture de la paroi, il s'écoule environ un verre de liquide jaune un peu trouble dans lequel le microscope ne décèle pas de leucocytes.

Le grand épiploon est coloré en vert-bouteille foncé et tranche nettement sur les anses intestinales.

En soulevant le bord tranchant du foie, on s'aperçoit que l'épiploon adhère à la partie cervicale de la vésicule biliaire. Petite perforation du diamètre d'un grain de millet sur l'origine du canal cystique, perforation par où s'échappe une injection colorée poussée dans la vésicule isolée du foie.

Au niveau de l'hiatus de Winslow, néomembranes récentes, abondantes, colorées en vert foncé et masquant les organes. Périhépatite circonscrite à la face inférieure du foie.

Le foie a conservé sa forme normale, coloration jaune bilieuse de son parenchyme, pas de tumeurs, pas de kystes ; vésicule biliaire affaissée. On coupe avec soin les adhérences qui réunissent l'épiploon à la vésicule.

Le duodénum ouvert, on constate que sa muqueuse est saine. Dans le péritoine, l'intestin paraît coloré en jaune, effacé par de fausses membranes péritonéales, pas d'injection.

Ganglions mésentériques colorés en vert par la bile. Coloration marquée également des ganglions du médiastin, bronchiques et cervicaux. Les autres organes abdominaux étaient sains. Le foie normal. Le cholédoque libre, non enflammé. Aucune trace de cholélithiase.

OBSERVATION IV (de A. LANDERER). *Blessure des voies biliaires. — Épanchement de bile dans le péritoine. — Guérison* (Résumée dans *la Revue des sciences médicales*, octobre 1890).

Garçon de 16 ans qui se fait, dans une chute de voiture, une fracture de la clavicule, plusieurs plaies à la tête et des contusions de l'abdomen. Aussitôt après l'accident, il se relève, fait vingt pas et retombe. Pansé immédiatement, ses blessures se réunissent par première intention, mais son état général devient de plus en plus inquiétant. Il accusa, en effet, des douleurs incessantes dans la région épigastrique où apparaît bientôt une large ecchymose, et, le dixième jour, on constate chez lui tous les signes d'une pneumonie hypostatique.

Néanmoins le blessé est rebelle à tout traitement, il se lève et, à mesure que diminuaient les accidents thoraciques, des phénomènes abdominaux apparaissent. Quand M. Landerer vit le malade pour la première fois, au dix-neuvième jour de l'accident, il était très maigre, fiévreux (pouls 140) et avait perdu tout appétit. Grande sensibilité à la pression, au niveau de la vésicule biliaire, pas d'ictère, mais selles décolorées. Abdomen distendu, renfermant un épanchement liquide qui ne laisse libre que l'hypochondre gauche. Le blessé refuse toute opération. Cependant première ponction de l'abdomen quatre semaines après l'accident. Elle donne issue à huit litres de liquide bilieux, très pauvre en albumine, mais riche de mucus, d'où M. Landerer conclut à la probabilité d'une lésion des conduits biliaires. Retour de l'appétit et diminution de la fréquence du pouls.

Néanmoins l'épanchement se reproduit, ce qui nécessite quatre nouvelles ponctions en l'espace de vingt-neuf jours avec huit litres de liquide. A la suite de la cinquième ponction, le liquide cesse de se reproduire et au bout de six semaines le malade est complètement guéri.

Les ponctions ont retiré du péritoine vingt-sept litres de liquide en vingt-sept jours, soit presque un litre par jour. C'est approximativement la quantité à laquelle les physiologistes évaluent la production de bile en vingt-quatre heures.

CONCLUSION

Les quatre observations précédentes (E. Dupré, Richard, Hayem, Landerer) démontrent, avec toute la rigueur d'une expérience, la tolérance du péritoine pour la bile aseptique. Il existe encore quelques observations analogues, publiées l'une par M. Féréol (1), l'autre par M. Ferster (2), de Dresde ; des faits du même ordre appartiennent aussi à M. de la Bigne-Villeneuve, à M. Fryeste, de Francfort (rapportés par Dormont (3), dans sa thèse).

---

(1) FÉRÉOL. — Académie de Médecine. Séance du 25 mai 1880.
(2) FERSTER. Arch. génér. de Méd. 1862, t. XX, p. 485.
(3) DORMONT. — Th. Paris, 1874.

Observation V. — *Infection biliaire, monobactérienne, bacillaire, dans le cours d'une cirrhose ancienne. — Dégénérescence nécrotique, en foyers pseudo-kystiques du parenchyme. — Insuffisance hépatique. — Mort* (Observation clinique due à l'obligeance de mon ami A. Bergé, interne des hôpitaux).

Umbredasne, corroyeur, 72 ans, entre salle Rayer, n° 25, le 17 juillet 1890.

C'est un grand vieillard, presque chauve, à barbe et cheveux blancs, qui se présente avec de l'ascite, de l'ictère et de l'œdème des membres inférieurs. Vers le tiers inférieur des jambes, à droite et à gauche, se trouvent deux larges zones, au niveau desquelles la peau est lisse, de teinte brune, et offre de larges squames blanchâtres disséminées. Derrière la malléole externe gauche, se voit la cicatrice d'un ulcère récemment guéri.

Le malade, très abattu, passablement sourd, répond d'une voix faible aux questions qu'on lui pose. Il affirme que sa maladie date de deux mois et demi environ, et, qu'il y a trois mois, il faisait convenablement son travail. Son ventre aurait commencé à enfler il y a un mois et demi environ, et l'œdème des jambes ne daterait que de huit à dix jours.

Nous n'avons pas de renseignements sur ses antécédents héréditaires, ni sur ses antécédents personnels. Il n'aurait jamais été buveur (?). Il dit n'avoir presque jamais pris de l'eau-de-vie, et n'avoir que très rarement absorbé plus d'un litre de vin par jour.

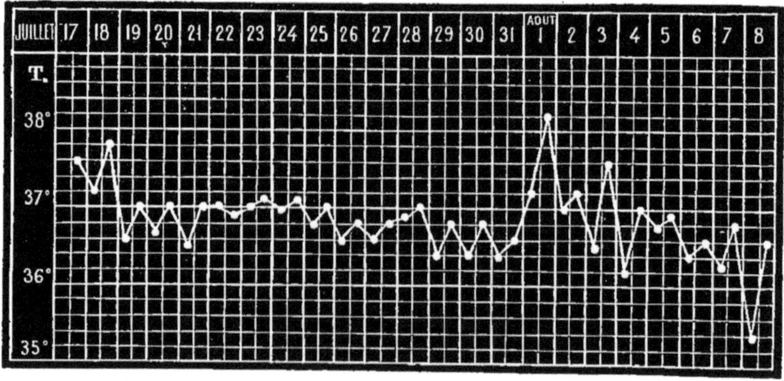

Tracé n° 1.

La peau, sèche, présente une teinte ictérique prononcée. Les conjonctives sont jaunes. L'urine, assez rare, 3 à 400 gr. dans les vingt-quatre heures, est presque noire, ne contient pas d'albumine, mais une grande quantité de pigment biliaire.

Les selles, semi-liquides, ne sont pas décolorées. L'abdomen, très distendu, offre quelques veines dilatées dans sa portion supérieure (épigastre et hypochondres), avec tous les signes d'une ascite abondante (fluctuation, matité à niveau facilement changeant, suivant les diverses positions prises par le malade.)

Pas de douleur à la palpation, sauf au niveau de l'hypochondre droit. Les membres inférieurs sont très œdématiés, ainsi que la peau de la partie inférieure de l'abdomen. Le scrotum et la verge qui sont peu tuméfiés à l'entrée du malade, le deviennent très fortement au bout de quelques jours.

Le *foie*, dont l'ascite rend la palpation difficile, paraît être bien augmenté de volume, et est légèrement bosselé.

Rien aux *poumons*. Pas de toux.

Rien au *cœur*. Pouls normal.

Pas de fièvre. Langue sèche.

Appétit presque nul.

Pas de vomissements.

21 juillet. — L'ascite a augmenté, au point qu'il n'est plus possible de palper le foie. La respiration paraît un peu gênée.

Une *ponction* est pratiquée ; on retire huit litres de liquide jaune verdâtre.

Par la palpation, pratiquée immédiatement après la ponction, on sent que le foie déborde les fausses côtes d'environ trois à quatre travers de doigt, au niveau de la ligne mamelonnaire droite. Le bord du foie semble mousse. On sent plusieurs bosselures manifestes. On soupçonne un carcinôme hépatique.

Pendant les quatre à cinq jours qui suivent, le malade semble un peu soulagé. L'œdème des membres inférieurs diminue un peu. L'état général reste le même. Pas de fièvre.

6 août. — L'ictère est toujours très prononcé. L'ascite a augmenté, mais n'est pas aussi considérable qu'à l'entrée du malade dans le service. Les membres inférieurs, la verge, le scrotum sont très œdématiés. La quantité d'urine, toujours presque noire, chargée de pigment biliaire et dépourvue d'albumine, est de 750 grammes. Pouls normal (88 pulsations). Langue sèche. Grand abattement. Température axillaire : 34°4 le matin, 36°6 le soir.

7 août. — Le malade a vomi.

8 août. — Affaiblissement de plus en plus prononcé. T. axillaire, matin : 34°4, soir : 36°6.

Mort à cinq heures du soir.

Autopsie. — (vingt-quatre heures après la mort).

Cadavre jaune. Membres inférieurs, verge, scrotum œdématiés. Abdomen distendu.

Il s'écoule, à l'ouverture de l'abdomen, cinq ou six litres environ de sérosité jaunâtre. La séreuse péritonéale présente un aspect lavé.

Le *foie* déborde le bord pseudo-costal droit, de trois à quatre travers de doigt. Le fond de la vésicule biliaire distendue, dépasse le bord hépatique ; elle est sillonnée d'un réseau vasculaire dilaté et est libre d'adhérences péritonéales.

Rien de particulier aux *poumons*.

Cœur. Pas de lésions valvulaires. La tunique interne de la portion naissanté de l'aorte présente quelques plaques athéromateuses superficielles jaunâtres. Pas de graisse surabondante.

Reins. — Volume normal. La substance corticale des deux reins est fortement colorée en jaune.

Rate. — Augmentée de volume. Rien à la coupe. Est libre d'adhérences péritonéales. Sa capsule épaissie, a l'aspect d'une lame chondroïde, épaisse de 1 mm. à 1 mm. 1/2, en quelques points, et offre de nombreuses saillies granuleuses, de la dimension d'un demi-grain de millet.

Estomac. — Semble un peu dilaté. La muqueuse n'offre rien de particulier.

Duodénum. — Aspect normal de la muqueuse. On distingue aisément l'ouverture de l'ampoule de Vater, dont les lèvres, légèrement entrebaillées, laissent facilement introduire une grosse sonde cannelée dans le canal cholédoque,

Foie. — Poids : 2380 gr. Volumineux, bord antérieur très épaissi, mousse, un peu irrégulier ; échancré au niveau du ligament falciforme. Le lobe gauche est nettement atrophié, tandis que le droit est fortement hypertrophié.

La face supérieure offre, au niveau du lobe gauche, quelques mamelons très saillants, du volume d'une noisette, puis de nombreux mamelons bien moins saillants. Le reste de la surface qui en forme la plus grande partie est lisse ou légèrement irrégulière, et parcourue de sillons très superficiels limitant des espaces arrondis ou polygonaux.

Au niveau du lobe droit, la surface supérieure du foie, présente, dans son tiers gauche, le même aspect. Dans tout le reste de son étendue, la surface est lisse, la zone irrégulière se fondant, en quelque sorte, vers la droite, avec la zone lisse.

En arrière, la face supérieure du lobe droit forme un relief limité par un sillon superficiel.

Au niveau de cette portion renflée, dont le diamètre égale celui d'une orange, le foie se laisse déprimer sous le doigt ; on y sent de la fluctuation.

Partout ailleurs, le foie résiste au doigt, sauf toutefois au niveau des plus gros mamelons, où la même sensation de mollesse est perçue.

La face inférieure du lobe gauche du foie présente à peu près le même aspect mamelonné et irrégulier que la face supérieure. Il en est de même du lobule de Spiegel, dont le volume paraît normal. La face inférieure du lobe droit est lisse dans presque toute son étendue. Il s'y dessine en arrière, comme à la face supérieure, une saillie hémisphérique, du diamètre d'une grosse orange, au niveau de laquelle il y a de la fluctuation ; tandis que partout ailleurs, la résistance au doigt est considérable.

Sur une coupe antéro-postérieure, pratiquée au niveau du lobe droit, et passant par les deux saillies fluctuantes, on constate que ces deux saillies représentent le relief extérieur de deux vastes cavités (de six à huit centimètres de diamètre) à peu près sphériques, véritables cavernes, dont la cavité est remplie par une boue homogène, biliaire, sans grains macroscopiquement appréciables, épaisse, variant du brun rougeâtre au brun verdâtre et qui s'écoule à la section.

Le parenchyme hépatique est, à ce niveau, détruit. Vidées de leur contenu boueux, et examinées sous l'eau, on voit que les parois de ces cavernes sont hérissées de filaments verdâtres, qui flottent, et ont l'aspect de ces algues vertes qui tapissent certaines flaques d'eau. La même coupe offre plusieurs autres cavités plus petites (de la dimension d'une noisette), d'où s'écoule le même liquide boueux. Le foie est résistant au couteau.

La surface de section (en dehors des cavités) est de teinte vert olive. On distingue des travées fibreuses épaisses, qui limitent des espaces arrondis, alvéolaires, contenant un tissu verdâtre, de consistance plus ou moins ramollie.

A la surface de la coupe, on aperçoit çà et là des saillies hémisphériques de volume variable (gros pois à grains de millet) dues à la hernie que font, sur le plan de la surface de section, les cavités alvéolaires sous-jacentes à la coupe, et non entamées par le couteau.

La capsule de Glisson est épaissie, blanchâtre, adhérente, en continuité avec les tractus fibreux qui circonscrivent les cavités alvéolaires dont est semée la totalité du parenchyme hépatique.

La *vésicule biliaire* est distendue. Elle contient 80 à 100 gr. environ de bile vert foncé, épaisse, sédimenteuse, mais pas une boue comparable à celle qui remplit les cavités hépatiques.

La face interne de la vésicule est colorée en vert foncé. L'ouverture du *canal cystique* est béante; le *canal hépatique* et ses premières ramifications sont fort dilatées, à paroi interne teintée de vert.

Pas le moindre calcul, ni le moindre gravier, ni dans la vésicule, ni dans les premières voies biliaires intrahépatiques, ni dans le canal cholédoque qui est, d'ailleurs, très dilaté, sauf quelques petits grains, noir-verdâtres, que l'on aperçoit par places sur la muqueuse des grosses voies biliaires. Un petit groupe de ces grains s'aperçoit notamment au-dessus de la portion intra-duodénale du cholédoque.

Le canal cholédoque, incisé sur une sonde cannelée, apparaît nettement et uniformément dilaté, teinté de vert dans toute son étendue, sauf dans son trajet intestinal, qui offre la coloration pâle de la muqueuse duodénale.

Il n'existe en aucun point de son trajet de stricture appréciable.

L'*Examen microscopique de la boue biliaire* (pratiqué quarante-huit heures après l'autopsie) montre trois sortes d'éléments :

1º Des amas granuleux, irréguliers, colorés en jaune;

2º De nombreuses gouttelettes, réfringentes, rondes, d'inégal diamètre, offrant les réactions micro-chimiques de la graisse :

3º De très nombreux cristaux aciculaires, tantôt isolés, tantôt groupés en aigrettes, souvent légèrement arqués, d'acides gras, solubles dans l'éther.

EXAMEN HISTOLOGIQUE DU FOIE. — La capsule de Glisson est épaissie et renferme de nombreux canalicules biliaires qui montrent, sur les coupes, leurs tronçons cylindriques, arqués, flexueux, ramifiés, à noyaux bien colorés par les réactifs et régulièrement disposés.

A un faible grossissement le parenchyme hépatique se montre divisé par des travées scléreuses épaisses, en îlots ordinairement arrondis, parfois irréguliers, que leur dimension permet de considérer comme multilobaires, d'ailleurs traversés ou simplement échancrés par des bandes conjonctives plus minces. Les travées de sclérose sont formées par un tissu dense, fibreux. Elles offrent les ouvertures veineuses, béantes, très dilatées, des ramifications portes.

Ce parenchyme hépatique, englobé dans le tissu fibreux est profondément altéré. Au niveau de certains îlots, où il présente à l'œil nu, sur des coupes non colorées, une teinte vert foncé, il se montre, au microscope, complètement désorganisé, formé de larges plaques granuleuses, irrégulières, jaune verdâtres, faiblement adhérentes les unes aux autres, dans lesquelles il est impossible de retrouver les traces d'une organisation cellulaire. Ces amas sont souvent limités, à la périphérie, par une zone plus ou moins épaisse de *cellules hépatiques* atrophiées, lamellaires, granuleuses, verdâtres, à noyau indistinct, disposées en couches concentriques pressées les unes contre les autres.

Évidemment ce sont là ces foyers de désintégration cellulaire, qui aboutissent à la production des *cavités kystiques* remplies de boue dont nous avons fait l'étude macroscopique. En quelques points, où cette fonte boueuse est sans doute achevée, nous distinguons en effet, sur nos coupes, les éléments dont l'examen microscopique de la boue nous a révélé l'existence, c'est-à-dire des amas de cristaux aiguillés et de très nombreuses gouttelettes graisseuses de dimension variable, plongés dans une masse granuleuse jaune verdâtre, sans structure appréciable.

Entre les îlots qui ont subi les modifications sus-indiquées, s'en trouvent d'autres dans lesquels les cellules hépatiques isolées, ou en amas, sont parfaitement distinctes. Toutes ces cellules cependant sont altérées; presque toutes semblent plus ou moins atrophiées; toutes sont gorgées de granulations qui leur donnent une teinte verdâtre remarquable. Leurs noyaux, mal colorés, sont peu distincts.

En résumé, l'examen microscopique confirme, en le détaillant, l'examen macroscopique. Il montre, à son début, la désintégration cellulaire, dans les îlots de parenchyme inclus dans les travées scléreuses; puis la fonte et la liquéfaction progressive des foyers cellulaires dégénérés; enfin la formation, entre les cloisons de la cirrhose, de cavités pseudo-kystiques remplies de boue biliaire, et de détritus cellulaires amorphes, pigmentaires, et granulo-graisseux (acides gras).

EXAMEN BACTÉRIOLOGIQUE (Résumé). — L'examen direct, sur *lamelles*, de l'épais liquide biliaire, retiré en pipettes stérilisées, de la vésicule du cadavre, *une heure après la mort*, y décèle la présence de nombreux bacilles mobiles, courts, nageant entre les granulations pigmentaires, les débris des cellules, les gouttelettes graisseuses et les petits cristaux aciculaires d'acides gras, dont la préparation est semée.

Cette bile est mise en culture sur *plaques* de gélatine-peptone, inoculée, en strie et en piqûre, dans le même milieu, dans du bouillon de bœuf peptonisé et salé et sur gélose.

Voici le résultat résumé des cultures;

Un seul microorganisme y est constaté. Ce microbe est un bacille mobile, mais animé de mouvements peu rapides et peu étendus, long de 3 à 4 μ. et large d'un 1/2 μ. environ, à extrémités arrondies.

Les dimensions sont, sur les milieux nutritifs, toujours les mêmes ; et ceux des individus qui sont plus longs présentent en leur milieu une strie qui indique le début de la segmentation.

Ces bacilles prennent vite et fort bien les couleurs d'aniline. Ils ne se décolorent pas dans la solution de Gram. Ils ne liquéfient point la gélatine, et leur culture ne dégage aucune odeur. De plus, leur vitalité paraît énergique et durable, car ils se multiplient très rapidement, à la température ordinaire, et, repiqués au bout de deux mois, redonnent aussitôt des cultures abondantes.

Inoculé en *strie* sur la gélatine, le bacille y détermine l'apparition de colonies jaunâtres, crémeuses, épaisses, à bords nets et arrondis. Inoculé dans la gélatine, *par piqûre*, il s'y développe sous la forme d'une culture en clou, dont la partie inférieure est composée de sphères jaunâtres, cohérentes, nombreuses. La tête du clou est faite d'une grosse tache jaunâtre circulaire, à bords nettements arrêtés.

Ensemencé, par mélange, à la gélatine (tubes roulés et plaques), il provoque, sur ce milieu, le développement d'une culture à l'aspect tout à fait spécial. La culture apparaît comme un élégant réseau, ressemblant au mycelium d'une moisissure, n'atteignant pas la surface de la gélatine, dont elle reste séparée par une faible épaisseur de substance. De fins tractus blanc-jaunâtres s'entrecroisent en tous sens dans la gélatine, font corps avec elle, et y tracent, dans une sorte de mosaïque réticulaire, uniforme, des arborescences qui composent un dessin régulier.

Ces cultures restent ainsi stationnaires.

Sur l'*agar*, le développement réticulaire est le même, et encore plus accentué dans ses lignes.

Dans le *bouillon* apparaît rapidement un trouble que l'examen lamellaire résout dans les mêmes bacilles, légèrement mobiles, et qui n'y montrent aucune tendance à s'accoler bout à bout, dans la disposition streptobacillaire ; ils s'accouplent plutôt en se juxtaposant en biscuits, suivant une ligne parallèle à leur grand axe.

Sur les coupes du foie, ces mêmes bacilles sont visibles, dans les canaux biliaires, dont ils infiltrent, en riches amas, la paroi interne ; il n'y a pas d'autre espèce bactérienne associée à eux ; on constate quelques îlots formés des mêmes bactéries, en dehors des voies biliaires, au sein des foyers de nécrobiose cellulaire ; il semble qu'on soit autorisé à voir dans cette disposition les représentants d'une lutte dont l'issue a été fatale pour les cellules hépatiques, qui ont, pour la plupart succombé, en face des bactéries actives, bien colorées, et dont la vitalité s'affirme par la prospérité de leurs cultures.

La sclérose péricanaliculaire, dont on aperçoit les bandes stratifiées, sur la coupe bactérienne que nous donnons plus loin, paraît également être en rapport avec la présence des bactéries qui infiltrent la muqueuse des canaux.

CONCLUSIONS.

Il semble s'agir, dans ce cas, d'une *cirrhose* multilobulaire ancienne, chez un vieillard ; sur ce foie déchu, s'est greffée une *infection bacillaire, monobacté-*

rienne, qui a porté le dernier coup à la cellule hépatique, en provoquant une *dégénérescence nécrotique* du parenchyme. La combinaison de la cirrhose et de la désintégration cellulaire a produit l'*aspect pseudokystique du foie.*

OBSERVATION VI. — *Cirrhose ancienne chez un alcoolique. — Infection biliaire polybactérienne (staphylococcus albus, bacterium coli commune, bacille encapsulé), — Infection hépatique, splénique et rénale monobactérienne (bacille encapsulé). — Insuffisance hépatique terminale. — Mort.* — (Observation entièrement due à mon ami THIROLOIX, interne des hôpitaux).

P... Joseph, âgé de 51 ans, tailleur de pierres, entre le 17 septembre 1890, salle Jenner, lit n° 26, dans le service de M. le professeur Jaccoud, suppléé par M. le docteur Chantemesse.

Les *antécédents héréditaires* sont nuls. Ses père et mère sont morts dans un âge très avancé, le premier d'apoplexie, la deuxième d'asthme.

Dans ses *antécédents personnels* nous ne relevons ni syphilis ni impaludisme.

Jusqu'en 1889, il n'a jamais cessé de travailler. Au mois de juin de cette année, il est entré à l'hôpital Saint-Antoine pour une affection qui avait commencé par des troubles digestifs, de l'amaigrissement, de la perte des forces, puis était survenu de l'œdème des membres inférieurs, sans ascite. Il nous affirme qu'à ce moment on n'a pas constaté dans ses urines, examinées chaque matin, la présence d'albumine. Il n'avait pas de maux de reins, et n'a rien remarqué d'anormal du côté de ses urines, soit diminution, soit augmentation.

Il reste deux mois à l'hôpital, on le soumet au régime lacté. Il sort très amélioré, ayant repris un peu d'embonpoint et de force. Jusque il y a dix jours (6 septembre), sa santé a été assez bonne ; il a pu regagner et ne jamais abandonner le chantier. Il n'a eu ni colique hépatique, ni douleurs gastriques après le repas, ni ictère avant cette date. Toutefois, il fait remarquer qu'il a toujours conservé des sensations pénibles de pesanteur, de tiraillement dans l'hypochondre droit.

Depuis de longues années, toujours, ajoute-t-il, il a fait des excès de boisson, de vin surtout. Tous ces renseignements, obtenus difficilement du malade dont l'intelligence est conservée, mais qu'une torpeur considérable déprime, nous ont été confirmés par sa femme.

Le 6 septembre, vers le soir, après sa journée, il se sent fatigué, exténué. Il a des douleurs vives dans le flanc droit, et frissonne. La soif est vive, l'anorexie complète ; mais il ne tousse pas, n'a pas de dyspnée. Il n'éprouve de l'oppression que lorsqu'il se lève, pendant les mouvements.

Le lendemain matin, après une nuit d'insomnie, entrecoupée de cauchemars effrayants, il remarque qu'il est jaune.

Pendant les dix jours qu'il est resté alité chez lui, les phénomènes les plus marquants ont été les suivants : *diarrhée* extrêmement abondante et fétide, diarrhée qui persiste encore lors de l'entrée du malade, salle Jenner ; *ictère*, dont l'intensité a progressivement augmenté ; amaigrissement extrême ; sa femme nous dit qu'il a littéralement fondu ; *prostration* extrême ; *douleurs* vives dans l'hypochondre droit et plusieurs *épistaxis* légères.

L'insomnie a été complète, mais peu de délire.

État actuel. — P..., est abattu, anéanti. Il ne se meut dans son lit qu'à peine, car toutes les masses musculaires sont douloureuses. Il est dans le décubitus dorsal et ne répond que si on éveille vivement et à plusieurs reprises son attention. Dans le jour, il est calme, ne se plaint d'aucune souffrance ; la nuit, il a un délire, loquace et moteur, léger. Tout le tégument externe est sec, écailleux, trop large pour les parties qu'il recouvre. Comme les conjonctives, la muqueuse buccale a une teinte jaune safran. La langue est rouge dans toute son étendue, vernissée, entièrement sèche ; les dents sont couvertes de fuliginosités. Les narines sont oblitérées par une matière noire (et le malade nous dit avoir saigné du nez le matin, mais peu abondamment).

Peu de dyspnée, respiration difficile, voulue, diaphragmatique. L'abdomen est météorisé, dépressible, douloureux dans les hypochondres. Il n'y a pas trace d'ascite, ni de réseau veineux abdominal superficiel évident.

La diarrhée est abondante, horriblement fétide, colorée.

La matité hépatique est augmentée ; le foie déborde les fausses côtes de trois travers de doigt. On ne perçoit ni point douloureux localisé, ni bosselure, ni inégalité. La rate est grosse, développée, surtout dans son diamètre transversal. Râles fins de congestion pulmonaire aux deux bases, ni souffle ni frottement. Léger souffle à la mitrale. Battements sourds. Pouls 92. Pas de fièvre. T. 37°2.

L'urine est franchement ictérique, fortement colorée, acide et donne la réaction franche des pigments biliaires avec l'acide nitrique nitreux. Abondant nuage d'albumine, mélange de sérine et de globuline. Pas de sucre.

Urobiline en grande quantité (examen clinique par le sulfate d'ammoniaque et le chlorure de zinc ; à l'examen spectroscopique, effacement complet de la bande bleue du spectre).

Il existe 4 gr. d'urée par litre (il a été impossible de recueillir la totalité des urines, à cause de la diarrhée, mais elles ont paru très peu abondantes).

Pas d'œdème des membres inférieurs, ni des paupières.

Ventouses sèches. Potion cordiale avec 60 gr. de rhum. Lait. Salicylate de bismuth, 6 gr. Naphtol, 2 gr.

18 août. — A 5 h. du matin, on donne au malade 150 gr. de sirop de sucre. A 9 h., l'élimination est appréciable, à 10 h. elle est considérable (9 gr. par litre au polarimètre). Donc, glycosurie alimentaire provoquée.

Même état général grave. Diarrhée profuse. Selles involontaires. A trois reprises, les caillots sanguins sont apparus dans les selles noirâtres, très fétides.

Le malade est prostré. Il ne demande ni à boire, ni à manger. Pigments biliaires et albumine en grande quantité. Urée, 5 gr. par litre. Pouls, 96. T. m. 37°8, s. 37°4 axillaire.

Même traitement.

19. — L'état général s'aggrave. Le malade ne prend qu'avec répugnance un peu de lait. La langue est aussi sèche, rôtie.

La diarrhée continue. Selles sanglantes.

T. 37°2, soir 37°9. Pouls 86, mou, dépressible.

La congestion pulmonaire est plus intense à droite. Submatité, pas de souffle, râles fins. Les traits du visage sont tirés, grippés.

20. — A la visite du matin, nous trouvons le malade dans le coma. La teinte jaune safran des téguments n'a pas diminué d'intensité. Garde-robes involontaires, colorées, non sanglantes. Peu de dyspnée. Il n'a eu ni convulsions ni vomissements.

Mort à 10 h. du matin.

Autopsie, faite trente heures après la mort.

Rigidité cadavérique conservée. Pas trace de putréfaction. Pas d'infiltration des membres inférieurs. Teinte ictérique généralisée, pas d'ecchymoses, ni taches purpuriques.

Abdomen. — Pas de liquide dans la cavité abdominale. Anses intestinales très fortement distendues, remplies de liquide diarrhéique noirâtre.

Foie énorme. Sa configuration générale est conservée. Son bord antérieur est mousse, arrondi, épais. La capsule n'a pas subi de modification. Il n'y a pas de périhépatite. La surface de l'organe est lisse, sans bosselures, légèrement chagrinée, jaune-clair. Le tissu hépatique a sa consistance augmentée, ne s'affaisse pas sous le doigt qui le presse.

Poids : 2.500 grammes. A la coupe, le parenchyme résistant crie sous le scalpel. La surface de la coupe est finement granuleuse comme à la surface. Ces granulations n'offrent aucune tendance à l'énucléation, sont fermes, en aucun point ramollies, désagrégées. Le foie ne semble pas gras.

La vésicule biliaire est distendue par une assez grande quantité de bile, claire, ambrée; les ganglions lymphatiques du hile ne sont pas hypertrophiés.

Rate grosse, 450 grammes, développée dans son diamètre transversal. Elle est recouverte de plaques fibreuses. Son tissu est mou, diffluent.

Tube digestif examiné dans toute sa longueur, ne laisse voir aucune ulcération, quelques légères ecchymoses dans le gros intestin. Ganglions mésentériques non développés.

Pancréas légèrement induré, de volume normal.

Reins hypertrophiés, mous. La capsule se détache facilement. Substance corticale d'épaisseur normale. Elle est congestionnée; les glomérules sont très apparents sur le fond blanc-jaunâtre du parenchyme, coloré par la bile. Pas de dégénérescence amyloïde. Les voies d'excrétion ne sont pas lésées.

Poumons : gauche, très congestionné à la base; droit, congestion de la base. La coupe est unie, lisse, laisse écouler un liquide séro-sanguinolent très abondant. — Sommets non tuberculeux. — Crépite bien. — Pas d'adénopathie.

Cœur surchargé de graisse; affaissé. Les cavités à parois mollasses sont dilatées et remplies de caillots.

Examen histologique. — *Foie.* — La cirrhose est insulaire. Les gros îlots de sclérose siègent au niveau des espaces portes qu'ils comblent en repoussant le parenchyme hépatique voisin. Les canaux biliaires interlobulaires ont leurs parois très épaissies; entourés d'un tissu conjonctif épais, ils sont oblitérés par des cellules épithéliales. La veine porte est enchâssée dans le tissu de sclérose. Les parois sont peu altérées. Autour des veines sushépatiques on aperçoit un anneau de tissu conjonctif. Ces deux centres péri-sushépatiques et périportal sont réunis par des fibrilles conjonctives et des cellules embryonnaires disposées le long des travées capillaires. La sclérose est très manifestement prédominante autour des canaux biliaires.

Les éléments qui composent ces foyers de sclérose sont représentés par des tractus conjonctifs adultes, épais, et par des cellules embryonnaires abondantes. En colorant les coupes avec le bleu de Loëffler et décolorant par l'acide nitrique au centième, ces dernières restent seules colorées ainsi que les noyaux des cellules hépatiques. On les voit alors siéger, non seulement dans le lobule, mais aussi autour de la veine sushépatique et dans l'espace porte. Elles traduisent la dernière poussée cirrhotique. Il n'y a pas de néoformation de canalicules biliaires.

Les cellules hépatiques de la périphérie des lobules sont aplaties. Dans le lobule, la disposition trabéculaire est conservée. Les cellules ont conservé leur forme, on n'y voit ni pigment biliaire, ni granulation graisseuse. Le noyau se colore mal par le picro-carmin, mais il est très apparent avec l'hématoxyline, le bleu de méthylène. Elles semblent donc avoir subi très peu d'altération.

Rein. — Le tissu interstitiel et les glomérules paraissent intacts. L'épithélium des tubuli contorti, des tubes droits et des anses est desquamé, tuméfié, pigmenté. Il se colore mal par le picro-carmin. La néphrite épithéliale est nette.

Poumons. — Sur les coupes, les vaisseaux sont distendus. Un grand nombre d'alvéoles sont remplies de cellules desquamées, d'éléments sanguins et embryonnaires.

EXAMEN BACTÉRIOLOGIQUE. — L'examen lamellaire des liquides pris dans la rate, le foie et les reins a montré la présence d'un seul micro-organisme, un *bacille nettement encapsulé.* Le parenchyme splénique en était extrêmement riche; le suc étalé paraissait presque uniquement formé par ces organismes. Dans la bile, on note la présence de cocci, de bacilles mobiles, de bacilles immobiles encapsulés et non encapsulés.

On ensemence des tubes de sérum et d'agar avec les sucs pris dans le foie, la rate et les reins.

Le lendemain (23 septembre) on constate que les tubes ensemencés avec les parenchymes splénique, hépatique et rénal ont donné une culture pure de bacilles encapsulés sur les tubes de sérum et de bacilles, sans capsule sur les tubes d'agar. Ces bacilles sont animés d'un mouvement sur place, brownien. Les cultures sont peu épaisses, blanchâtres, étalées, lisses à la surface, arrondies. Celles obtenues avec le suc splénique sont plus riches, plus abondantes. Un tube est ensemencé avec le reste du liquide biliaire pris dans la vésicule.

24. — Les cultures sont plus abondantes (foie, rate). Le tube ensemencé avec la bile donne un coque, un bacille encapsulé et un bacille mobile.

La rate et le foie donnent un microorganisme encapsulé et un bacille dont la capsule est moins nette.

On fait des plaques de peptone-gélatine avec le bouillon, on ensemence sur agar les cultures provenant du foie, de la rate et de la vésicule biliaire.

26. — La bile donne un staphylocoque blanc, un organisme encapsulé et un bacille mobile, plus coloré à ses extrémités.

27. — Plaques (gélatine peptone) avec les cultures provenant du foie, rate et vésicule biliaire.

28. — Toutes les plaques ont donné des colonies extrêmement petites, transparentes, ne liquéfiant pas. Toutes donnent un bacille, gros, allongé, sans capsule. Mise en culture sur tubes (serum et agar) et dans le bouillon, des colonies prises sur les plaques. Mise à l'étuve, à 37°.

29. — Inoculation d'une souris blanche avec un demi-centimètre cube de bouillon ensemencé avec une culture provenant de la vésicule biliaire.

Pas de péritonite, ni exsudat intra-péritonéal.

La vésicule biliaire contient un liquide blanchâtre, louche, purulent, dans lequel le micro-organisme sans capsule existe en grande quantité. Le sac péritonéal, la rate, le sang renferment le bacille encapsulé, immobile. Il est uniforme et rappelle celui obtenu sur sérum pleural et celui contenu dans la rate du malade.

Nous ne pouvons nous étendre davantage sur les caractères du bacille encapsulé que nous avons obtenu. Il a le même aspect que le bacille de Friedländer, mais ses cultures sont plates, brillantes, au lieu d'être élevées comme celles de ce dernier organisme.

Nous nous proposons d'ailleurs de poursuivre l'étude de ce bacille.

CONCLUSION

Il s'agit, dans ce cas, d'une infection biliaire polybactérienne, survenue secondairement à une cirrhose éthylique ancienne.

OBSERVATION VII. — *Fièvre typhoïde. — Pneumonie. — Mort. — Infection biliaire par le bacille typhique pur* (Observation clinique due à l'obligeance de mon ami A. BERGÉ, interne des hôpitaux).

Le nommé D... Jacques, brasseur, âgé de quarante-six ans, entre le 30 juillet 1890, à la salle Rayer, lit n° 29, service de M. Aud'houi, à la Pitié.

Le début remonte à dix jours environ. Violente céphalalgie. Inappétence. Grand abattement. Parole trémulante. Délire tranquille. Diarrhée ocreuse. Toux légère.

A l'auscultation quelques râles ronflants et sibilants disséminés. Langue humide, blanche, avec les bords rouges. Température très élevée (40° le soir de l'entrée). Taches rosées fort nettes, disséminées sur la poitrine et l'abdomen. Pas de raideur de la nuque. Rien au cœur. Albumine assez abondante dans les urines.

Diagnostic. — Fièvre typhoïde.

Le malade est traité par la méthode des bains froids (trois bains à 19° le jour, et deux la nuit).

Les jours suivants, abattement de plus en plus accentué. Délire. Agitations. Température toujours élevée, 39° et 40° le soir.

Le 6 *août* au matin, le malade a une syncope dans le bain. On constate les signes d'une pneumonie de la base gauche (matité et souffle tubaire). Dyspnée extrême. Mort à onze heures du matin.

Autopsie le 7 août au matin.

Le *gros intestin* offre une quinzaine d'ulcérations épaisses. Ces ulcérations, à fond gris rougeâtre sont profondes; la muqueuse très tuméfiée et rouge forme un relief très accusé qui en circonscrit le pourtour. Elles sont arrondies. Quelques-unes à contour plus irrégulier semblent formées par la confluence de deux ou trois ulcérations voisines. Les *ganglions mésentériques* sont très tuméfiés.

La *rate* est volumineuse.

Le *foie* et les *reins* ont leur volume et leur aspect macroscopique normaux.

Le *cœur* est sain.

Tout le lobe inférieur du *poumon gauche* est transformé en un bloc d'hépatisation rouge.

Examen bactériologique. — *Poumon.* — L'exsudat pneumonique, examiné sur lamelles après dessiccation et coloration, présente de nombreux coccus, isolés ou accouplés, entourés d'une capsule claire, transparente, et offrant l'apparence bien nette du pneumocoque.

Il n'a pas été fait de cultures.

Rate. — La pulpe splénique examinée sur lamelles, présente, à l'exclusion de toute autre forme microbienne, de nombreux bâtonnets courts, isolés ou réunis et offrant l'aspect du bacille typhique. Mais il n'a pas été fait de cultures.

Foie. — Pas de bactéries sur les coupes.

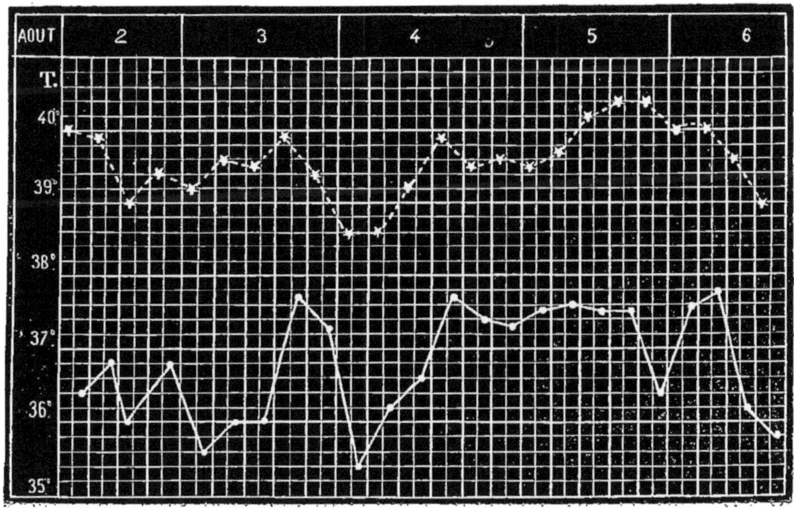

Tracé n° 2.

Ligne pointillée, avant le bain. — Ligne pleine, après le bain.

Bile. — La bile qui ne présente pas de microorganismes à l'examen lamellaire immédiat, sans coloration, est ensemencée dans du bouillon, sur de la gélatine peptone en strie, en piqûre et en tube roulé.

En deux jours, le bouillon présente un trouble nuageux, uniformément répandu dans tout le liquide, et qui à l'examen lamellaire se résout en une culture pure de nombreux bacilles courts, très mobiles, trapus, aisément colorables. Au fond du tube, petit sédiment blanc-jaunâtre.

Sur la gélatine en strie, se développe une traînée blanchâtre peu épaisse, à contour sinueux.

Dans la gélatine en piqûre, apparaît un fin chapelet de petites sphérules blanc-jaunâtres, cohérentes, dont la coloration est d'autant plus foncée que les colonies sont plus profondes, de telle sorte que les plus profondes dans le tube sont franchement brunes. A la surface aérée de la gélatine, la prolifération bactérienne s'étale sous la forme d'une pellicule mince, solide, blanchâtre.

La gélatine n'est nulle part liquéfiée. Dans le tube roulé, de petites colonies blanc-jaunâtres se développent progressivement sur la gélatine uniformes et semblables d'aspect, non liquéfiant.

Toutes les cultures sur gélatine-peptone renferment, à l'état de pureté, la seule espèce de bactérie plus haut mentionnée.

Cette bactérie se décolore par le Gram.

Une pomme de terre est inoculée avec une des colonies de la gélatine en tube roulé. Au bout de quelques jours, il s'y développe une traînée discrète, opaline, comme vernissée et humide, composée de bacilles pareils à ceux des cultures sur gélatine, seulement plus longs. L'aspect de la culture est celle du bacille typhique.

Lorsqu'on regarde de nouveau (au bout de quinze jours) les bacilles du bouillon ensemencé au début avec la bile, on y reconnaît fort nettement, au centre du corpuscule bactérien, un espace clair, d'apparence vacuolaire, qui donne au bacille l'aspect d'une navette. Le microbe perd cette vacuole dans les cultures rajeunies.

Inoculé à la dose de trois gouttes, dans le péritoine d'une souris, ce bouillon tue l'animal, en quarante heures environ, avec une péritonite aiguë généralisée dont l'exsudat contient le bacille à l'état de pureté.

CONCLUSION

Le bacille constaté par les cultures et les inoculations de la bile de ce malade, paraît être le bacille pathogène de la fièvre typhoïde. Il y a donc là une *infection biliaire typhique pure*, sans angiocholite.

OBSERVATION VIII. — *Fièvre typhoïde chez un jeune alcoolique. — Perforation de l'iléon, au dix-huitième jour. — Mort le lendemain. — Autopsie. — Péritonite généralisée aiguë, récente. — Présence, dans l'exsudat péritonéal, du bacille typhique et du bacterium coli commune. Infection biliaire monomicrobienne, pure, par le bacterium coli commune. — Pas d'angiocholite.* (Observation clinique due à mon excellent ami et collègue JACOB.)

B... Eugène, 17 ans, couvreur, entre le 10 août 1890, salle Monneret, lit n° 6, dans le service de M. Moutard-Martin, à la Pitié.

Le début de la maladie, qui remonte à dix jours, s'est annoncé par du malaise, de la faiblesse et de la courbature, de la céphalée, des étourdissements, quelques épistaxis légères.

Au moment de son entrée à l'hôpital, le malade est plongé dans une adynamie assez marquée pour rendre impossible tout interrogatoire sur les antécédents.

T. = 40°6. — Ventre un peu ballonné, avec quelques taches rosées, plus nombreuses dans le dos. Douleur iliaque droite spontanée, augmentant par le pression; léger gargouillement.

Rate appréciable à la percussion. Quelques sibilances aux deux bases.

Langue sèche, typhique. Fuliginosités buccales. Diarrhée abondante, ocreuse, fétide.

Adynamie, gémissements. — Carphologie.

Traitement. — Purgation. — Deux lavements quotidiens à l'hyposulfite de soude ; naphtol, 1 gr. — Sulfate de quinine, 0,25. — Deux lotions.

Les jours suivants, la température baisse, mais la diarrhée et l'adynamie persistent.

13 août. La diarrhée est moindre. Même état général.

14-15 août. Situation stationnaire. La température oscille entre 39° et 40°, Même traitement.

16 août. Dépression thermique inattendue (38°5), que n'explique aucun reflux séreux ou hémorragique.

17 août. Dans la journée, vers quatre heures, douleur spontanée, subite, très violente, d'abord localisée à la fosse iliaque droite, ensuite généralisée à tout l'abdomen, qui redouble les gémissements du malade. Météorisme, adynamie croissante. Constipation. Pas de vomissements.

18 août. Ballonnement extrême du ventre, surtout épigastrique; constipation.

Le malade meurt vers cinq heures; vingt-quatre heures après le début des symptômes de la péritonite par perforation.

Autopsie. — Lésions classiques de la fièvre typhoïde.

A l'ouverture de l'*abdomen*, issue d'une grande quantité de gaz chauds, non fétides, et affaissement des parois sur l'intestin. Dans les flancs et l'hypogastre, les anses intestinales agglutinées baignent dans un exsudat séro-lactescent, louche, où nagent des grumeaux fibrineux jaunâtres.

Le *péritoine* est dépoli, tapissé, à sa partie inférieure, d'un réseau délicat de pseudo-membranes fines, rougeâtres, molles, faciles à enlever, et accolant dans ses mailles les anses de l'*intestin*.

Celui-ci, déroulé, lavé et incisé, outre les altérations ordinaires d'une dothiénentérie assez confluente, présente une petite perforation étroite, ovalaire, parallèle dans son grand axe à celui de l'intestin, siégeant sur le bord libre de celui-ci, à environ 0,60 centimètres du cœcum. Cette perforation est unique.

Rate. — Grosse. Adénopathie mésentérique prononcée.

Foie. — Déborde légèrement le rebord pseudo-costal, et présente une coloration grisâtre, et une consistance sensiblement normale.

Rien à noter dans les autres viscères.

La *vésicule biliaire* est pleine d'une bile abondante, jaune d'or, limpide, fluide, légèrement visqueuse.

Cette bile est recueillie en pipettes stérilisées pour l'analyse bactériologique. La prise de bile a été faite une demi-heure après la mort, environ.

On recueille également un peu de l'exsudat péritonéal, pour en pratiquer un examen microbiologique parallèle et comparatif.

EXAMEN HISTOLOGIQUE DU FOIE. — Le foie ne présente pas d'altération notable. Dilatation inégale des capillaires. Espaces portes un peu élargis, avec un fin pointillé graisseux, appréciable seulement à un fort grossissement, dans les cellules de la zone périportale. Ce pointillé existe, mais à un moindre degré, autour de la veine sus-hépatique, qui est normale. — Infiltration embryonnaire peu prononcée de l'espace porte. Dans la zone centrale du lobule, les cellules se colorent mal. Les capillaires biliaires semblent un peu dilatés.

Sur les coupes bactériennes, aucun microbe.

EXAMEN BACTÉRIOLOGIQUE. — L'examen direct de la bile sur lamelles, sans coloration, permet de constater, au milieu de nombreux débris amorphes et de flocons muqueux, quelques bacilles courts, mobiles.

Avec cette bile sont ensemencés un tube de bouillon, un tube de gélatine-peptone inclinée, en strie, et un tube de gélatine roulée.

Dès le lendemain, le bouillon se trouble et les jours suivants, l'opalescence du liquide s'accentue. A la succussion de l'éprouvette, le trouble uniforme du bouillon se dissocie en traînées onduleuses que le repos confond en un nuage opalin, à reflets verdâtres, qui occupe toute la hauteur du bouillon. Au fond du tube, léger dépôt blanc-jaunâtre.

Examinée sur lamelles, une gouttelette de ce bouillon fourmille de petits bâtonnets mobiles, de 2 à 4 μ de longueur environ, qui se colorent facilement et aussitôt avec le violet de gentiane ajouté à la préparation. La culture semble pure.

Sur la gélatine-peptone, en strie, se développe en trois jours une traînée blanchâtre, d'aspect laiteux, qui est uniquement constituée des mêmes bacilles. Ces bacilles se décolorent sous l'action de la solution de Gram. Dans le tube roulé, se développe une foule de petites colonies lenticulaires jaunâtres, dont les superficielles s'étalent et s'amincissent en une couche laiteuse, bleuâtre à leur périphérie, nettement limitée par un contour onduleux. La gélatine n'est pas liquéfiée. L'aspect des colonies est uniforme. La culture est pure à l'examen lamellaire.

Une pomme de terre est ensemencée avec la culture sur gélatine-peptone en strie. Il se développe sur la surface de la pomme de terre une traînée jaunâtre, qui, les jours suivants, augmente d'épaisseur, et vire au ton vert purée de pois. Cette culture est uniquement constituée par les bacilles plus haut décrits.

Une souris inoculée, dans le péritoine, avec une goutte du bouillon, se pelotonne, hérisse le poil, et, après quelques heures de malaise, se rétablit sans accidents. Deux gouttes, environ, du même bouillon, injectées sous sa peau, quelques jours après, se résorbent sans réaction locale ni générale.

D'après l'ensemble des caractères offerts par la morphologie, les cultures, surtout les cultures sur pomme de terre, et les inoculations de cette bactérie, on peut sinon l'identifier absolument au *Bacterium coli commune,* du moins constater chez elle des caractères qui en font une bactérie bien voisine du bacille d'Escherich.

Il existait donc chez ce typhique une infection biliaire monomicrobienne, due au *bacterium coli commune,* développée au cours d'une dothiénentérie grave.

L'exsudat péritonéal, mis en culture parallèlement avec la bile, sur les mêmes milieux, donne les mêmes résultats.

Seulement, sur la strie de la gélatine-peptone, la traînée semblait formée d'un mélange de disques de coloration différente, les uns plus blancs, les autres plus brunâtres. Dans le tube roulé les différences étaient encore plus apparentes entre la teinte des colonies. A l'examen lamellaire, les bacilles, dans les deux espèces de disques, sont presque semblables; mais celui des colonies brunâtres est animé de mouvements beaucoup plus vifs.

Une de ces colonies est transportée en strie sur une pomme de terre.

Elle y détermine une culture qui présente tous les caractères de celle du bacille typhique, exactement semblable à celle de l'observation.

Une souris blanche est inoculée dans le péritoine avec trois gouttes d'une culture fraîche, en bouillon, de ce bacille des colonies brunâtres, et meurt en trente heures avec une rate énorme, de la psorentérie, et une péritonite exsudative aiguë, généralisée, qui contient le bacille à l'état de pureté.

L'ensemble de ces caractères, joint à la notion de la fièvre typhoïde chez ce malade, permet de diagnostiquer l'espèce de la bactérie, et d'y reconnaître le bacille typhique.

CONCLUSIONS

L'exsudat de la péritonite par perforation contenait les deux microbes associés, le bacille d'Escherich et le bacille d'Eberth-Gaffky. L'infection péritonéale était donc une infection microbienne double d'origine intestinale. L'infection biliaire au contraire, était simple, et due au *Bacterium coli commune.*

OBSERVATION IX. — *Fièvre typhoïde grave, huit mois auparavant. — Accidents de lithiase biliaire; ictère, fièvre. — État général grave. — Cholécystentérostomie. — Mort. — Autopsie : lithiase biliaire, angiocholite, dégénérescence nécrotique granulo-graisseuse du parenchyme hépatique. — Infection biliaire typhique pure.* (Observation clinique due, pour la partie médicale, à mon excellent collègue BATAILLE, et, pour la partie chirurgicale, à mes deux amis CANNIOT et MARIUS MAUNY, internes des hôpitaux (1).

Rob... Adèle, 45 ans, culottière, entre le 14 juin 1890, salle Barth, lit 17, dans le service de M. Letulle.

(1) Je remercie vivement MM. Letulle et Monod de m'avoir autorisé à prendre l'observation de la malade, dans leurs services, et à recueillir de la bile pour l'examen bactériologique.

Les *antécédents héréditaires* de la malade sont dépourvus d'intérêt : son père est mort subitement, sa mère se porte bien.

Les *antécédents personnels* sont les suivants :

Pas de maladie dans l'enfance.

Règles, apparues à 14 ans, normales ; a eu 3 enfants actuellement bien portants.

La santé de cette femme était bonne, lorsque, il y a huit mois, survint une fièvre typhoïde grave, qui suivit son cours normal, sans complications particulières. La convalescence fut assez longue, puisqu'elle dura trois mois ; la malade était bien rétablie, lorsque, au moment de ses règles, il y a trois mois, c'est-à-dire quatre mois après la fin de la fièvre typhoïde et quelques semaines après la fin de la convalescence, elle fut prise, une après-midi, de violentes douleurs dans l'hypochondre droit, s'irradiant à l'épigastre et dans l'épaule droite, accompagnées de vomissements d'abord alimentaires, puis muqueux et bilieux. Ces douleurs, que la malade qualifie de crampes d'estomac, s'amendèrent vers le soir et disparurent le lendemain. Pendant cette crise douloureuse, il n'y eut, au dire de la malade, ni jaunisse, ni décoloration des matières fécales, ni modifications de l'urine. La recherche des calculs dans les selles ne fut naturellement point faite.

Quinze jours après cet incident, les mêmes douleurs réapparurent moins intenses cependant, avec des nausées, sans vomissements. En même temps, les matières fécales se décolorent, l'ictère apparaît et l'urine devient couleur d'acajou. En quelques heures, les douleurs disparaissent, mais les signes d'obstruction biliaire demeurent : l'urine est toujours acajou, les selles argileuses, et l'ictère persiste.

L'appétit est conservé. Il n'existe pas de fièvre. La malade est mise au lait.

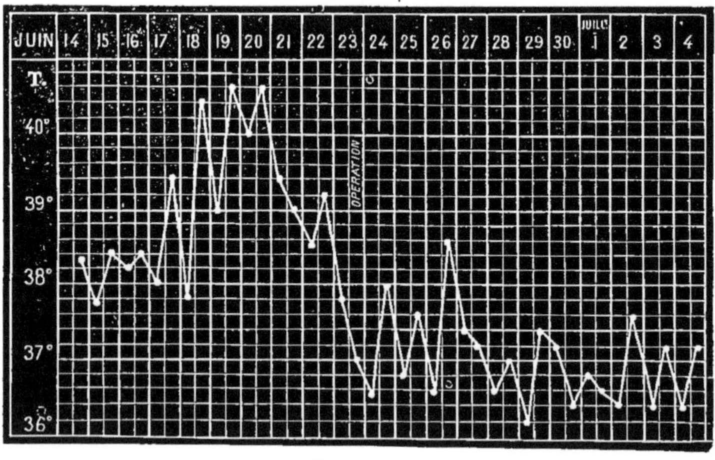

Tracé n° 3

Infection biliaire. | *Insuffisance hépatique.*

Quinze jours plus tard, au moment des règles, nouvelle crise, qui dure quelques heures, et disparaît. Pendant deux mois environ, des coliques hépatiques semblables se reproduisent, au nombre d'environ trois par mois, à chaque fois traitées par des injections sous-cutanées de chlorhydrate de morphine. Entre chaque crise, persiste l'ictère cutané et urinaire, et la décoloration des selles. Puis la malade s'affaiblit, maigrit, perd l'appétit, et voyant décliner son état général, se décide à entrer à l'hôpital.

Jusqu'au moment de son entrée à Saint-Antoine, la malade affirme qu'elle n'a pas eu de fièvre (?).

État actuel. — *14 juin.* — Ictère foncé, généralisé, chez une femme faible et récemment amaigrie. Douleur continue au niveau du creux épigastrique, exaspérée par la pression, irradiée vers l'épaule droite en avant, et vers l'angle inférieur de l'omoplate en arrière : pas de douleur au niveau de la vésicule biliaire, qui ne paraît pas distendue. Le foie paraît peu volumineux. Les matières fécales sont absolument décolorées ; il existe un peu de constipation ; la langue est quelque peu saburrale et l'appétit diminué. Les urines, couleur acajou, offrent, au réactif de Gmelin, le prisme caractéristique des pigments biliaires.

Le soir de l'entrée, la température est de 38°2.

15 juin. — Le lendemain matin, 37°8. — Même état.

Traitement : nitrate de pilocarpine. T. s. = 38°4.

16 juin. — Température autour de 38° environ. La pilocarpine a provoqué une abondante salivation, les fèces restent décolorées. La pilocarpine est supprimée et remplacée par le remède de Durande.

17 juin. — Même état. — T. v. = 39°4,

18 juin. — T. m. = 37°8. — Inappétence absolue. Faiblesse croissante, douleur épigastrique plus vive, à caractère permanent, avec exacerbations lancinantes, provoquées par les moindres mouvements. Insomnie. T. v. = 40°4.

19 juin. — T. m. = 39°. — L'examen de la poitrine n'y dénote aucune lésion. Rate sensiblement normale. — Région de la vésicule biliaire à peu près indolore à la pression. — Foie non augmenté de volume (matité hépatique = 7 cent. sur la ligne mamelonnaire, et 8 à 9 cent. sur la ligne axillaire). A la palpation, le foie ne déborde pas le rebord pseudo-costal.

Le ventre n'est ni ballonné ni douloureux à la pression. La constipation est absolue et la quantité des urines baisse. Les signes de la rétention biliaire persistent.

T. v. = 40°6. — La douleur épigastrique s'exagère et s'irradie en arrière au rachis dorsal.

20 juin. — T. m. = 40°. — La malade est abattue, prostrée. Mêmes symptômes. T. v. = 40°6.

21 juin. — La température baisse un peu (39°4 et 39°), mais l'état général s'aggrave et les signes de rétention biliaire persistent.

22 juin. — T. m. = 38°6 — v. = 39°2. En présence des signes d'obstruction biliaire persistante, doublés de ceux d'infection surajoutée à la lésion mécanique, de l'aggravation progressive de l'état général, et de l'échec du traitement médical, M. Letulle se décide à l'intervention chirurgicale et confie la malade à M. Monod.

La malade entre salle Cruveilhier, lit n° 5, service de M. Monod, le 23 juin 1890.

23 juin. — T. m. 37°8.

Après les précautions préliminaires, d'usage en pareil cas, prises dès l'avant-veille (lavage et pansement antiseptique de la paroi abdominale antérieure ; antisepsie intestinale par le naphtol et le salol, etc.), la malade est opérée le jour de son entrée en chirurgie.

M. Monod pratique la *cholécystentérostomie.*

Opération. — Une incision de dix centimètres est pratiquée à l'épigastre, sur la ligne médiane ; section des parties molles, jusqu'au péritoine qui est ouvert au niveau du ligament suspenseur du foie, qu'on est obligé de sectionner en partie pour se faire du jour.

Le foie apparaît alors, tuméfié, dur, d'un vert foncé ; ni l'exploration digitale, au-dessus du foie, ni la simple vue ne permettent de voir la vésicule biliaire. Celle-ci n'est découverte qu'en recourbant le doigt profondément sur la lèvre droite de la plaie ; on sent alors, à la pression du doigt, une partie dure, donnant la sensation d'un calcul. Pour se donner plus de jour, débridement latéral sur l'incision médiane, qui est prolongée jusqu'à l'ombilic.

On peut alors voir la vésicule et l'amener dans la plaie. Cette vésicule est d'ailleurs petite, et le fond n'en dépasse le rebord du foie que d'un travers de doigt à peine.

Ponction de la vésicule. Issue d'une bile vert foncé, en petite quantité. La vésicule est alors ouverte, après qu'on en a garni le pourtour, avec de petites éponges montées sur des pinces à forcipressure, de manière à éviter tout écoulement de bile dans le péritoine.

Une pince à griffes, introduite dans la cavité cystique, rencontre un calcul, qu'il est impossible d'extraire, malgré de nombreuses tentatives : les manœuvres opératoires sont d'ailleurs gênées par un écoulement continu de bile et de sang que l'on aspire avec l'appareil de Potain, et qui nécessite le maintien des éponges au pourtour de la vésicule. Malgré l'agrandissement de l'ouverture de la vésicule, l'extraction du calcul engagé dans le canal cystique est toujours impossible ; on essaie alors de l'extraire à l'aide de curettes, mais on le morcelle ainsi et l'on n'en ramène que de petits fragments, du volume d'un pois environ.

L'écoulement de bile fraîche permettant de supposer que le canal cystique est perméable, M. Monod se décide à procéder de suite à l'anastomose de la vésicule avec l'intestin.

Ce temps de l'opération est délicat. M. Monod recherche d'abord l'estomac, qui doit servir de point de repère. Il est, au premier moment, difficile de distinguer l'estomac du côlon transverse ; on arrive enfin sur le pylore, qui ne présente pas ici la dépression circulaire habituelle qui en sillonne la limite interne : on poursuit, plus loin, jusqu'au duodénum, qui n'est lui-même découvert qu'avec difficulté lorsqu'on l'a débarrassé de la graisse qui le dissimule.

L'intestin est enfin saisi par un aide, qui le met en contact avec l'ouverture de la vésicule biliaire, momentanément obturée avec des pinces à forcipressure et une petite éponge qui remplit toute sa cavité.

Un premier rang de sutures de la séreuse (sutures d'Izambert) réunit les deux organes dans la portion qui formera la lèvre postérieure de la fistule (5 points de suture).

Une incision, transversale par rapport à l'axe du corps, est pratiquée alors sur l'intestin. C'est une petite boutonnière qui ne donne issue qu'à un peu de mucus verdâtre, facilement recueilli avec des éponges. On procède ensuite à la suture des deux muqueuses, vésiculaire et intestinale : cinq sutures sur les deux lèvres postérieures de la boutonnière, et six sutures sur les deux lèvres antérieures, sont posées. Avant de pratiquer le dernier rang des sutures séreuses, un point en bourse est placé à l'extrémité gauche de l'ouverture. A l'extrémité droite, on est obligé de faire deux points de suture sur la muqueuse de l'intestin, dont l'ouverture dépasse celle de la vésicule.

Ensuite, est pratiquée la suture des séreuses sur la lèvre antérieure (cinq points); vérification de tout le pourtour de l'abouchement, en arrière et en avant; à cette occasion, sont placés trois points de suture complémentaires. Au cours de l'opération, deux ou trois ligatures au catgut ont été faites sur l'épiploon et sur l'intestin sectionné. — Toutes les sutures de l'abouchement ont été faites avec de la soie très fine, aseptique, montée sur de très petites aiguilles courbes.

Nettoyage complet avec des éponges aseptiques. Comme il est probable qu'en dépit des précautions prises, il s'est écoulé une petite quantité de bile dans la cavité péritonéale, on passe à la fin de l'opération, sur toute la surface accessible de la séreuse, des éponges aseptiques.

Toilette du champ opératoire; sutures, profondes et superficielles, de la paroi abdominale, aux crins de Florence.

Pansement antiseptique.

Suites. — Le soir de l'opération, la malade est un peu agitée. Ni selles ni vomissements. Une demi-piqûre de morphine; champagne glacé.

T. v. = 37° ».

24 juin. — T. m. = 36°5. — T. v. = 38°.

Nuit calme; légère agitation dans la journée. Les urines, chargées de pigments biliaires, ne renferment ni sucre ni albumine. L'ictère, toujours très foncé, reste stationnaire.

Une demi-seringue de chlorhydrate de morphine.

25 juin. — T. m. = 36°8. — T. v. = 37°6.

État général bon; pas de malaise, ni de douleur. Dans l'après-midi, vomisments, composés de lait et d'un liquide couleur marc de café, qui indique l'épanchement d'un peu de sang dans l'estomac.

Lait, champagne, glace.

26 juin. — T. m. = 36°6. — T. v. = 38°5.

L'ictère, cutané et urinaire, reste stationnaire. Alimentation par la voie rectale (deux lavements de peptone : le premier à 4 heures, le second à 8 heures).

Les lavements sont rendus presque aussitôt, avec un peu de matières fécales, fortement teintées de bile. La bile passe certainement dans l'intestin.

Lait, bouillon, glace.

T. m. = 37°4. T. v. = 37°2.

27 juin. — État stationnaire. Un vomissement et une selle bilieuse. Œufs dans le bouillon.

28 juin. — T. m. = 36°2. T. v. = 37° ».

Même situation. Plusieurs vomissements.

29 juin. — T. m. = 36°2. T. v. = 37°4.

Pas de vomissements. Selles biliaires abondantes.

30 juin. — T. m. = 37°2. T. v. = 37°4.

Le matin, on défait le pansement, qui est souillé d'une notable quantité de bile. On voit que la bile passe, entre deux points de suture, à la partie inférieure de la plaie opératoire. — Vomissements toute l'après-midi.

1ᵉʳ juillet. — T. m. = 36°8. T. v. = 36°6.

Pansement. — Ablation des points de suture : issue, par la partie inférieure de la plaie, d'une matière brunâtre, fluide, composée de bile et probablement de liquide intestinal. Pansement à la poudre de salol; sachets de carbonate de magnésie.

Le pansement est renouvelé le soir : sachets de carbonate de magnésie et d'iodoforme. Ecoulement abondant de bile et de matières fécales liquides. Vomissements alimentaires.

2 juillet. — T. m. = 36°4. T. v. = 37°6.

Le pansement est refait. Même écoulement de bile brunâtre mélangée au liquide stercoral.

A 1 heure 1/2 de l'après-midi, syncope prolongée, combattue par deux injections d'éther.

Le soir, langue sèche, pouls filiforme. On lève le pansement, l'écoulement fistulaire est moindre, mais la bile rejetée est fortement teintée de sang; caillots dans la partie inférieure de la plaie : cette hémorrhagie indique probablement la désunion par déchirure de la paroi intestinale suturée.

On aperçoit, dans le fond de la plaie, trois calculs à facettes, qu'on retire avec une pince.

Même pansement (sachets de carbonate de magnésie).

3 juillet. — T. m. = 36°4. — T. v. = 37°2.

L'état général décline progressivement ; la malade maigrit, perd ses forces ; le facies prend le type abdominal. Les urines sont rares, très ictériques.

Les matières fécales sont moins colorées. L'ictère tend à diminuer. Pas de vomissements ; pouls filiforme.

4 juillet. — T. m. = 36°4 — T. v. = 37°4.

Pouls misérable. — 200 grammes d'urine très biliaire en 24 heures ; langue sèche ; coma.

Pansement. — On retire un quatrième calcul à facettes, de la plaie : au fond de celle-ci, en haut, on aperçoit le foie vert foncé, augmenté de volume.

5 juillet. — A 9 heures du matin, mort.

Autopsie. — A l'ouverture du ventre, on constate tout d'abord des adhérences récentes entre le feuillet pariétal du *péritoine* et le *grand épiploon*, et des fausses membranes, surtout dans les deux hypochondres et au niveau du grand épiploon. Les anses intestinales ont l'apparence normale.

Au niveau de la région hépatique, le péritoine contient une notable quantité de bile fluide, brunâtre, mélangée aux matières fécales. Cet épanchement de liquide dans la séreuse est limité par de nombreuses adhérences, faciles à rompre.

La *vésiculaire biliaire* n'est plus reliée à l'intestin que par un seul point de suture. La boutonnière intestinale est béante et agrandie ; tous les autres points de suture ont lâché : on trouve quelques fils perdus dans le péritoine.

En ouvrant l'*estomac*, et en suivant, avec les ciseaux, la petite courbure, on pénètre dans le duodénum, qui est fendu dans toute sa longueur : on s'aperçoit alors qu'il n'a pas été mis en communication avec la vésicule. L'abouchechement a porté sur le *côlon transverse* qui se reconnaît d'ailleurs facilement à ses bandelettes et à ses bosselures.

Le foie, très augmenté de volume, pèse 2,150 grammes. Il est vert olive, et de consistance friable. Le lobe gauche recouvre la face antérieure de l'estomac.

A la section, le parenchyme hépatique apparaît vert en certains points, jaune-brunâtre en d'autres, avec des saillies granitées, irrégulièrement disséminées sur le plan de la coupe, alternant avec des petites cavités, dont la plupart se continuent nettement avec les canaux biliaires dilatés et imbibés de bile brun-verdâtre. La consistance du tissu hépatique est scléreuse en certains points, friable et ramollie en d'autres : l'aspect général est celui de la cirrhose hypertrophique biliaire.

Les ciseaux, introduits dans le vésicule biliaire, incisent dans tout son trajet *le canal cystique*, dans lequel on trouve deux calculs à facettes. On pénètre ensuite dans le *canal cholédoque*, qui est considérablement dilaté, puisque sa lumière admet facilement le petit doigt. Les parois de ce canal sont épaissies, dures, et la surface interne, recouverte d'un enduit brun-verdâtre épais, tomenteux, est tapissée d'un mélange de boue biliaire et de sable : dans sa cavité, on trouve cinq calculs à facettes.

La vésicule, dont les parois sont épaissies, est petite, non dilatée ; et l'exiguïté de son volume contraste avec l'énorme calibre des canaux cystique et cholédoque.

Les voies biliaires intra-hépatiques sont, dans la totalité de leur réseau, notablement dilatées, épaissies dans leurs parois, dont la surface interne est tapissée de boue et de sable biliaires. Angiocholite généralisée. Pas d'abcès ; cependant, en certains points, les canaux biliaires intra-hépatiques renferment un liquide épais, verdâtre, dont la couleur quelque peu lactescente rappelle celle du pus biliaire.

Dans l'intestin, pas de lésions à noter.

Les reins sont d'apparence normale ; en dehors d'un petit kyste, du volume d'une noisette environ, à la partie inférieure du rein droit, et d'un semblable sur le bord convexe du rein gauche.

Le *cœur* est sain.

Rien dans les *plèvres*. Un peu d'emphysème pulmonaire.

La *rate*, assez grosse, est congestionnée.

EXAMEN HISTOLOGIQUE DU FOIE. — Les coupes du foie présentent des altérations de deux ordres. Tout d'abord, dans la zone péri-portale, une infiltration embryonnaire abondante, autour des canalicules biliaires dilatés, atteints d'angiocholite desquamative aiguë, et d'épaississement de leurs parois. Les capillaires sont dilatés. Ensuite, les cellules hépatiques, dans tout le territoire lobulaire, mais principalement autour des espaces-portes, sont réfractaires à la coloration, et présentent une sorte de tuméfaction trouble, de gonflement vitreux de leur protoplasma, qui ne se laisse point pénétrer par la solution colorante (picro-carmin, hématoxyline). En certains points, l'aspect de la préparation est caractéristique à cet égard : les cellules sont presque indistinctes, dans leur forme et leur contour, et offrent l'apparence de blocs vitreux, mal colorés, juxtaposés dans une mosaïque irrégulière. Autour de la veine sus-hépatique, collerette de cellules infiltrées de vésicules graisseuses.

Malgré tous nos efforts pour déceler dans le tissu du foie, les bacilles que nous avions constatés dans la bile, après l'essai successif et répété des méthodes techniques les plus variées, nous avons dû renoncer à trouver un seul *bacille* sur les coupes.

EXAMEN BACTÉRIOLOGIQUE (1). — La bile recueillie au cours de l'opération dans des pipettes stérilisées, est soumise à un examen bactériologique complet.

Tout d'abord, l'examen direct sur lamelles de la bile, sans coloration, y révèle, outre quelques cellules épithéliales, des flocons muqueux, et quelques cristaux aciculaires d'acides gras, la présence, à l'exclusion de toute autre forme microbienne, de nombreux bacilles courts, trapus, assez gros, très mobiles.

Cette bile est ensemencée dans deux tubes de bouillon de bœuf salé, peptonisé et neutralisé, sur deux plaques de gélatine peptone et sur une plaque de gélose. Deux tubes de gélatine sont ensemencés, l'un par piqûre et l'autre en strie.

Dès le lendemain le bouillon se trouble, et, deux jours après, l'ensemencement est, dans toute sa hauteur, uniformément opacifié par un nuage léger, auquel l'agitation du tube imprime des ondulations lentes. Les jours suivants, le bouillon, un peu éclairci, a laissé déposer au fond des tubes un petit sédiment blanchâtre visqueux.

L'examen lamellaire du bouillon y révèle la présence, à l'état de pureté, d'une seule bactérie allongée, arrondie et mousse à ses extrémités, extrêmement mobile ; tous les bacilles offrent la même apparence.

Deux jours après l'ensemencement, commencent à se développer, sur les plaques de gélatine peptone, de nombreuses petites colonies lenticulaires, transparentes, qui, les jours suivants, grandissent, et apparaissent comme de petits disques blanc-bleuâtres, transparents seulement à leur périphérie, nettement limités dans leur contour ; ces disques augmentent de diamètre, foncent en couleur au niveau de leur partie centrale, et se révèlent tous semblables les uns aux autres dans leurs caractères macroscopiques. En aucun point, la gélatine n'est liquéfiée.

---

(1) Je remercie ici mon ami P. Achalme, interne des Hôpitaux, du concours obligeant qu'il m'a prêté dans cet examen bactériologique, en poursuivant de son côté, à l'Institut Pasteur, la recherche de la détermination spécifique du bacille pathogène.

Sur la plaque de gélose, le développement est identique; la couleur des cultures y est plus blanchâtre.

De nouvelles cultures sur plaques sont pratiquées avec de la gélatine peptone ensemencée avec les bouillons. Il s'y développe des colonies blanc-jaunâtres, rondes, non liquéfiantes, exactement semblables à celles des premières inoculations directes, de la gélatine par la bile. Les premières colonies ont pris des caractères plus nets encore ; leur plus grand diamètre atteint quelques millimètres; elles offrent un centre brunâtre, un peu épais, et une périphérie plate, d'un blanc-bleuâtre irisé, limitée par un contour mince, sinueux, net et tranché. De petites colonies, profondes, incluses dans l'épaisseur de la gélatine, sont restées arrêtées dans leur développement aux dimensions d'une petite tête d'épingle, et offrent une coloration brunâtre. Celles d'entre elles qui affleurent à la surface de la gélatine, s'étalent sur la couche superficielle de la plaque en une pellicule blanc-bleuâtre, nacrée, circulaire.

L'examen lamellaire de ces colonies sur gélatine montre le même bacille que dans le bouillon, seulement un peu plus trapu, un peu moins long et un peu moins mobile.

Le long de la piqûre faite à la gélatine apparaît une traînée de petites colonies sphériques, blanc-jaunâtres, très voisines les unes des autres, plus petites dans la profondeur qu'au voisinage de la surface de la gélatine, et aussi plus brunâtres, plus foncées que dans les couches supérieures du tube ; c'est d'ailleurs là un caractère constant que nous avons remarqué dans les cultures du bacille typhique sur gélatine : au niveau de la surface, apparaît une petite pellicule mince, blanc-bleuâtre, circulaire.

Le long de la strie sur gélatine se dessine une traînée onduleuse, blanc-bleuâtre, plus mince encore et fort étroite.

La gélatine n'est pas liquéfiée.

Une inoculation en strie est faite sur pomme de terre avec une des colonies développées en surface sur les plaques de gélatine. A l'étuve, en deux jours la culture se développe sous l'aspect caractéristique d'une traînée luisante et humide, à peine visible, dont une légère parcelle, examinée sur lamelles, offre une préparation pure de bacilles très mobiles, entremêlés de quelques filaments allongés, également mobiles. Au bout de quelques jours, la culture sur pommes de terre prend une apparence vernissée, qui demeure stationnaire.

Ces bacilles, pris sur la gélatine, sur la gélose, la pomme de terre, ou dans le bouillon, se colorent bien avec les solutions usuelles, et se décolorent par la méthode de Gram.

Enfin, pris dans les bouillons abandonnés à eux-mêmes pendant un mois, les bacilles présentent à leur centre un espace clair, d'apparence vacuolaire, au niveau duquel ils sont légèrement renflés, et offrent ainsi l'aspect d'une navette.

A la suite de l'inoculation dans le tissu cellulaire sous-cutané d'un chien, d'un lapin et d'un cobaye, de quelques gouttes de culture, rajeunie en bouillon, de ce bacille, il se développe, au point d'inoculation, une nodosité peu douloureuse, dure, circonscrite, non œdémateuse, qui reste stationnaire pendant quelques jours, et disparaît spontanément, par une résolution simple et progressive,

L'inoculation de quelques gouttes du même bouillon dans le péritoine d'une souris blanche, tue l'animal en trente heures. A l'autopsie, on trouve une péritonite généralisée, exsudative, peu intense, caractérisée par un état légèrement dépoli et congestif de la séreuse, des adhérences molles et fines agglutinant les anses intestinales, une grosse rate et des reins congestionnés.

L'exsudat péritonéal de la souris, inoculé par piqûre dans la gélatine, y provoque le développement d'une traînée homogène de petites colonies sphériques, homogènes, cohérentes, blanc-jaunâtres ; composées à l'examen lamellaire de bacilles exactement semblables aux bacilles du bouillon inoculé, et présentant à leur centre l'espace clair plus haut signalé.

Inoculé dans le bouillon, ce même exsudat y détermine un trouble opalescent, que l'examen lamellaire résout en ces mêmes bacilles mobiles.

CONCLUSION

Il résulte des examens, des cultures et des inoculations de cette bile, que cette humeur était septique, et qu'elle ne devait son infection qu'à une seule espèce de microbe. Il s'agit donc d'une *infection biliaire mono-microbienne*. Ce microbe est un bacille qui semblait, dans les premières phases de nos recherches, devoir revêtir les caractères généraux du *bacterium coli commune* d'Escherich. Mais, dans la suite de notre examen, nous lui avons reconnu tous les caractères (forme ; extrême mobilité ; décoloration par la solution iodo-iodurée de Gram ; aspect spécial des cultures, surtout des cultures sur pomme de terre ; action pathogène sur la souris blanche, etc.) qui spécifient le *bacille typhique* d'Eberth-Gaffky.

Il s'agit donc ici d'une *infection biliaire, typhique, pure.*

OBSERVATION X. — *Infection biliaire staphylococcique (staphylococcus aureus et albus) secondaire à une lithiase. — Fièvre continue rémittente. — Infection splénique.*

Ph... Léon, journalier, 49 ans, entre à la Pitié, le 18 août 1890, salle Serres, n° 5, à l'hôpital, dans le service de M. le Pr Brouardel.

Antécédents héréditaires. — Père mort tuberculeux. Mère morte très âgée. Un frère, deux sœurs en bonne santé.

Antécédents personnels. — Éthylisme (deux litres de vin par jour, et des liqueurs). Ni syphilis, ni impaludisme.

A quinze ans, maladie de quelques semaines, dont la nature n'a pu être précisée.

Il y a trois ans, vive douleur dans la région du foie, irradiée dans l'épaule droite, et à l'épigastre. Céphalalgie et vomissements. Pas d'ictère. Le malade entre à la Pitié, salle Jenner, et sort guéri au bout de dix jours.

Bonne santé dans l'intervalle.

Le 15 août dernier, il y a quatre jours, *colique hépatique* classique. *Ictère* débutant par les conjonctives ; urines acajou. Lassitude générale, insomnie, céphalée, anorexie, nausées. Pas d'hémorrhagies.

État actuel. — Le malade, fatigué, ictérique, fébrile depuis trois jours, souffre, surtout à la pression, dans l'hypochondre droit, l'épigastre, l'épaule droite.

A l'examen, le *foie* déborde les fausses côtes de deux travers de doigt au moins, la vésicule n'est pas grosse.

La *rate* est notablement augmentée de volume : la matité est longue de 7 à 8 cent. et large de 5 à 6 cent.

L'*ictère* est généralisé, d'un jaune citron; les *urines* sont acajou, et offrent la réaction du *pigment* biliaire; elles contiennent un nuage assez épais d'*albumine*. Pas d'*urobiline* à l'examen chimique. A l'épreuve de Lépine-Colrat, pas de *sucre*.

Les matières fécales sont décolorées, fétides. Constipation. Pas d'ascite. Pouls régulier (78). Bruits du cœur un peu sourds. Rien d'anormal aux poumons.

Fièvre. — La température est de 39°.

Les jours suivants, la douleur s'atténue, l'albuminurie diminue progressivement, et disparaît le 24. L'ictère s'éclaircit.

Le 25 août. — L'ictère fonce de nouveau, vire à la nuance verte.

La teinte de l'urine est celle de la bière brune.

Ponction de la rate. (Le résultat est exposé au chapitre Bactériologie.) — Au moment de la ponction, la matité splénique mesure 7 cent. sur 5. L'aiguille flambée est enfoncée dans le neuvième espace, sur la ligne axillaire postérieure, après lavage de la paroi au savon, à l'éther et au sublimé.

Le même jour, piqûre de la pulpe d'un doigt; l'examen du sang est, au point de vue microbien, négatif.

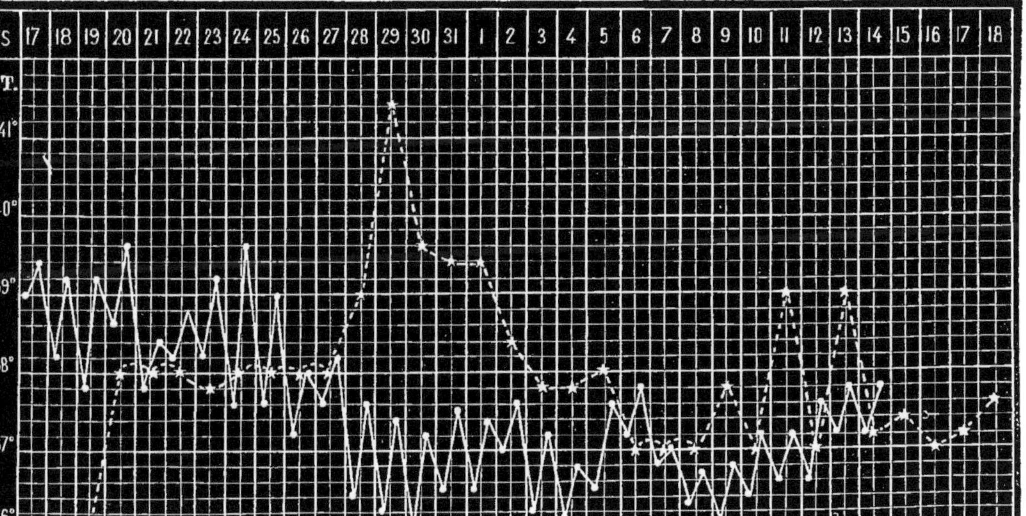

Tracé n° 4.

Le trait pointillé représente la courbe de l'urine.

26 et 27 août. — Prurit cutané.

28 août. — L'ictère pâlit, les douleurs ont disparu, le prurit se calme ; le malade dort et a de l'appétit ; néanmoins il se sent faible, et reste couché. Le pouls est lent (62), la fièvre diminue.

2 septembre. — *Diarrhée;* les matières se recolorent. L'ictère s'efface de plus en plus.

La diarrhée persiste jusqu'au 5 septembre, à ce moment elle cesse. Elle reparaît le 7, avec coliques ; trois à quatre selles par jour. Elle cesse le 10, recommence le 11, et disparaît de nouveau le 12. Les jours suivants, se rétablit progressivement l'équilibre intestinal. Pendant toute cette période, on peut remarquer le caractère complémentaire des sécrétions urinaire et intestinale, le maxima de celle-ci (diarrhée) correspondant au minima de celle-là.

Les premiers jours de septembre, la rate diminue progressivement de volume. La percussion ne revêt plus que six centimètres, dans tous les sens, environ. Une nouvelle ponction est pratiquée (voir le résultat au chapitre Bactériologie).

Le foie a repris son volume normal.

L'ictère est à peu près disparu le 20 septembre, jour où le malade demande à sortir.

CONCLUSIONS

Il s'agissait, en ce cas, d'une lithiase hépatique, très probable, avec *infection biliaire,* secondaire, certaine.

Fièvre biliaire, à type continu, rémittent. Infection splénique, staphylococcique.

OBSERVATION XI. — *Colique hépatique.* — *Fièvre.* — *Endocardite infectieuse.* — *Pleurésie droite.* — *Autopsie. : Lithiase biliaire.* — *Angiocholite suppurée.* — *Endocardite végétante mitrale.* — *Embolie de l'artère bronchique droite.* — *Tuméfaction de la rate.* — *Examen microscopique : Microbes allongés très courts dans la végétation mitrale et les abcès biliaires.* (Extraite du Mémoire de MM. NETTER et MARTHA.)

Une malade, âgée de 30 ans, entre le 13 mars à la Pitié, dans le service de M. Audhoui.

Sa santé a toujours été satisfaisante. Une seule fois, il y a deux ans, elle a gardé le lit pendant quinze jours, pour un rhumatisme articulaire aigu. Elle a parfaitement guéri, et rien n'indique que ce rhumatisme ait été l'origine d'une maladie organique du cœur.

Il y a deux semaines, au milieu de la journée, elle ressentit une douleur extrêmement vive dans le côté droit. Cette douleur conserva la même acuité plusieurs heures. Il n'y eut en même temps ni vomissements, ni fièvre. Un médecin appelé de suite fit appliquer six sangsues.

Les jours suivants, la douleur persista, quoique atténuée. Le teint de la malade devint jaunâtre. Les selles étaient décolorées.

Ces phénomènes du début se rapportent assez bien à un accès de colique hépatique.

Mais alors que la douleur s'éteint progressivement, l'ictère restant à peu près stationnaire, un nouveau phénomène apparaît : la fièvre. Les forces de la malade diminuent progressivement. Elle est obligée de garder le lit et se décide à entrer à l'hôpital.

Le 13 mars, on constate une teinte ictérique généralisée, marquée surtout aux conjonctives. La malade est très abattue ; elle a à peine la force de répondre à l'interrogatoire. La température est de 39°. La face exprime la stupeur ; la langue est sèche et fendillée. La soif est vive. Il y a une diarrhée abondante, fétide, verdâtre. L'urine renferme de l'albumine. La rate est plus grosse. Des deux côtés de la poitrine, il y a des râles sibilants. Le cœur n'est pas plus volumineux. Au niveau de la pointe, la main perçoit un frémissement vibratoire manifeste. On entend dans toute la région précordiale, mais avec prédominence à la pointe, un souffle intense, long, rude, occupant le premier bruit et le petit silence. Les jambes sont œdémateuses.

Le diagnostic est le suivant : endocardite infectieuse siégeant à l'orifice mitral.

Les jours suivants, ce diagnostic paraît de plus en plus justifié. La fièvre persiste présentant un caractère rémittent avec élévation vespérale. L'état typhoïde s'accentue progressivement.

Le 25 mars, l'on note la disparition de l'albuminurie, la diminution de l'ictère. On n'est plus frappé que de la pâleur du visage. Il n'y a pas trace de douleur spontanée ou provoquée de l'hypochondre droit.

Le 2 avril, constatation à la base du poumon droit, en arrière, d'un petit épanchement pleurétique ; matité, souffle voilé, égophonie. Le souffle de la pointe est toujours très marqué.

Les jours s'écoulent, les forces diminuent progressivement, la fièvre conserve son caractère rémittent. La malade succombe le 15 avril, sans phénomène nouveau. Il s'est écoulé quarante-sept jours à partir du début de la colique hépatique.

L'*autopsie* montre l'intégrité de la cavité crânienne et de son contenu.

Le poumon gauche est sain.

Dans la plèvre droite, 550 grammes de liquide citrin.

Un infarctus hémorrhagique, de la dimension d'une grosse noix, est situé à la partie moyenne du lobe inférieur droit. Il arrive au contact de la plèvre. A son extrémité centrale, on peut suivre un vaisseau oblitéré, que l'on reconnaît appartenir aux divisions de l'artère bronchique. L'oblitération est due à un corps jaunâtre, irrégulier, de consistance assez ferme. Il s'agit d'un embolus qui s'est évidemment détaché d'une végétation des valvules mitrales.

Le cœur a le volume normal. Les cavités droites sont saines. Au niveau de l'orifice mitral, lésions notables. Des saillies jaunâtres existent au-dessus du bord libre. La grande valve mitrale présente trois de ces saillies. Leur grand axe est parallèle au bord libre de la valvule. Le diamètre vertical est de 2 à 3 millimètres, le relief est d'un millimètre au plus, le rebord est arrondi et assez régulier, la surface aplatie et régulière.

Des végétations plus nombreuses occupent le bord inférieur de la petite valvule mitrale. L'une de celle-ci plonge dans la cavité ventriculaire et a plus de 1 centimètre de hauteur.

La face ventriculaire des valvules mitrales est tout à fait saine.

Au-dessus de la petite valve mitrale, là face interne de l'oreillette présente une excroissance aplatie, à contour festonné, ayant la dimension d'une pièce de vingt centimes. Elle est de même nature que les végétations valvulaires.

La coupe des végétations montre leur constitution granuleuse. La plupart ont une surface aplatie, mais il en est qui sont surmontées d'une quantité de petites verrucosités et ont tout à fait l'apparence des végétations en choufleur.

La face interne de l'oreillette gauche est d'un blonc opalin ; l'endocarde est épaissi et semble avoir été anciennement enflammé.

Les valvules aortiques ne sont nullement altérées. Le péricarde, le myocarde sont sains.

Le volume du foie est normal. La vésicule du fiel est saine ; les voies biliaires extrahépatiques sont libres.

La consistance de l'organe ne semble pas très changée ; la couleur est verdâtre.

Dans le lobe droit, il y a un grand nombre de petits foyers de la dimension d'un grain de chènevis ou d'un pois, au contenu peu consistant, blanchâtre ou jaunâtre. Ce sont de petits abcès situés sur le trajet des canaux biliaires.

On apprécie aisément, en effet, leur connexion avec ces derniers, qui sont dilatés depuis le canal hépatique, et qui renferment des concrétions noirâtres, de dimensions diverses, constituées essentiellement par du pigment biliaire.

Il y a donc lithiase biliaire. Celle-ci a déterminé de l'angiocholite suppurée. En d'autres points, l'angiocholite est seulement catarrhale. Un bouchon muqueux transparent entoure les concrétions biliaires.

Dans le lobe gauche du foie, on trouve des calculs biliaires, de la dilatation des canaux, de l'angiocholite catarrhale. Il n'y a pas d'abcès.

La veine-porte et ses premières branches sont saines.

La rate est plus volumineuse, molle, diffluente.

Les reins, l'estomac, l'intestin, l'utérus et ses annexes ne présentent aucune altération intéressante.

Observation XII. — *Lithiase biliaire ancienne. — Dilatation et Asystolie consécutives des cavités biliaires.—Angiocholite.— Infection streptococcique pure, secondaire. — Ictère grave. — Mort. — (Autopsie et examen bactériologique.)* (Observation clinique, résumée, due à l'obligeance de mon excellent ami P. Claisse, interne des hôpitaux.)

V... Angélique, 65 ans, entre le 4 juillet 1890, à la Charité, salle Beau, lit n° 9. Service de M. le Dr Constantin Paul.

On constate, à l'entrée, un état de dépression adynamique, avec subdélire; la malade n'est pas capable de répondre à l'interrogatoire.

Aucun renseignement sur ses antécédents.

Ictère foncé (cutané, muqueux, urinaire).

Foie volumineux, dépassant le rebord des fausses côtes de plusieurs travers de doigt.

Rate grosse. — Température fébrile. Hémorrhagies nasales et utérines. On soupçonne un cancer du foie, avec ictère grave terminal.

La malade succombe dans le coma, le 9 juillet.

Autopsie. — Le *foie* est volumineux, ictérique, assez régulièrement hypertrophié, d'une consistance normale. La *vésicule biliaire* est dilatée, ses parois amincies.

A l'examen du hile hépatique, on est tout d'abord frappé de la grande dilatation de toutes les grosses voies de la bile. Les canaux cholédoque, cystique et hépatique ont le calibre des doigts environ, et à la palpation, ainsi qu'à celle de la vésicule, on sent qu'ils sont remplis de calculs, de volume moyen, qu'on frotte et qu'on choque les uns contre les autres, en mobilisant la pièce. A l'incision, les canaux biliaires laissent écouler une assez grande quantité de bile épaisse, boueuse, jaune-verdâtre, pleine de sable et de petits graviers noirâtres et légers, taillés à facettes. Les parois des canaux sont amincies, et, à l'intérieur, imprégnés d'un liquide visqueux et jaunâtre; contre cette muqueuse, agglutinés à elle dans ce liquide, adhèrent un grand nombre de graviers d'iné. gales dimensions. La cavité des canaux est considérablement augmentée. En prolongeant l'incision dans l'intérieur du foie, on constate que la dilatation des voies se poursuit au sein du parenchyme, qui, tassé et condensé dans sa substance, entoure les ramifications énormément dilatées de l'arbre biliaire. Au confluent des deux branches du canal hépatique au niveau du hile, les cavités biliaires ont plus que le volume du pouce : à l'incision de la périphérie du foie, on trouve encore des canaux dilatés dont la pression fait sourdre une gouttelette de bile. On trouve des calculs jusque dans les terminaisons du réseau biliaire dilaté.

Il n'existe pas d'*abcès* collecté, mais le liquide qui imbibe la muqueuse biliaire est d'aspect nettement *puriforme*.

La *rate* est grosse, ferme.

Rien à noter du côté des autres viscères.

Examen microscopique du foie. — Les coupes du foie révèlent une dilatation considérable et irrégulière des canaux et canalicules biliaires, avec angiocholite et périangiocholite anciennes et profondes.

Autour des canaux biliaires, existe une zone de sclérose épaisse, dont les tractus stratifiés entourent la paroi externe des canaux; en dehors de la sclérose angiocholique, le parenchyme hépatique présente une dégénérescence vitreuse diffuse des cellules, qui se colorent fort mal, et prennent sur les coupes une teinte sale et opaque, homogène, au milieu de laquelle se perd la vision nette de leurs contours et de leurs noyaux. Les bandes scléreuses, au contraire, tranchent par leur coloration vive et intense.

Les coupes bactériologiques dénotent l'existence, dans les seules cavités biliaires, et nulle part ailleurs, d'une *infiltration microbienne* abondante de la muqueuse des canaux dilatés et enflammés. Ces microbes sont des *streptocoques* dont les chaînettes serpentent dans l'épaisseur de la paroi interne des canaux : on les aperçoit, étagés dans toute la hauteur des canaux, et leur topographie biliaire systématique saute aux yeux (Fig. II). Il n'existe, sur toutes les coupes, que des streptocoques.

Conclusions

Il s'agissait, dans ce cas, d'une lithiase biliaire ancienne, avec *dilatation asystolique et angiocholite* des voies biliaires. Sur ces lésions s'est greffée une *infection secondaire par le streptocoque*, qui a déterminé les phénomènes d'*ictère grave* terminal (1).

Observation XIII. — (Détachée des *Annales de la Société médico-chirurgicale de Liège*. Janvier 1890.) Due à l'obligeance du Dr Malvoz, assistant à l'Université de Liège.

Infection biliaire streptococcique, dans le cours d'une fièvre typhoïde. — Ulcérations de la vésicule. — Infection sanguine, streptococcique ; suppuration rénale.

L'observation que nous allons rapporter offre un curieux exemple d'infection secondaire grave développée au cours d'une fièvre typhoïde et causée par un microbe autre que le bacille typhique. Elle est non seulement intéressante par l'importance des processus secondaires ayant compliqué l'affection principale, mais également par la localisation rare de ces lésions.

Il s'agit de la présence d'un grand nombre *d'ulcérations de la vésicule biliaire* provoquées, au cours d'une fièvre typhoïde, par le *streptococcus pyogenes*, et de foyers de suppuration à distance dus au même microorganisme. C'est à l'autopsie d'une malade, morte de typhus abdominal dans le service de M. le professeur Masius, que nous avons rencontré ces curieuses lésions. Le diagnostic clinique fut confirmé par la présence d'une dizaine de petites ulcérations, siégeant en amont de la valvule iléo-cæcale, assez superficielles, n'intéressant guère que la muqueuse et situées au niveau des plaques de Peyer : ces lésions avaient les caractères des ulcères typhiques. Les ganglions mésentériques étaient tuméfiés et ramollis, la rate augmentée de volume (14-9-3), flasque, molle, de coloration rougeâtre. L'état général de la nutrition étant favorable, ces lésions, peu étendues, superficielles, n'expliquaient pas la mort d'une façon satisfaisante. Mais, en examinant la région du foie, nous pûmes constater au niveau de la vésicule biliaire, l'existence d'adhérences récentes, fibrineuses, entre la face externe de cet organe et le mésocôlon transverse. Ces adhérences étaient faciles à rompre, et, en dessous d'elles, le péritoine, recouvrant la vésicule du fiel, apparut tapissé complètement d'une mince couche fibrineuse continue, formant un dépôt peu adhérent sous lequel la séreuse se présentait fortement ecchymosée. Nous étions en présence d'une péritonite aiguë localisée. En examinant attentivement la vésicule par sa face externe, on voyait parfaitement qu'en deux points les parois étaient tout à fait amincies, presque réduites à la séreuse.

(1) J'ai présenté les pièces de cette observation à la Société anatomique (janvier 1891).

Après incision de l'organe, la face interne apparut complètement envahie par de petites ulcérations arrondies, comme taillées à l'emporte-pièce, sans réaction des bords, tapissées d'une fine néo-membrane fibrineuse, teintée en brun par la bile ; deux de ces ulcères, dont les dimensions moyennes étaient celles d'une pièce de cinquante centimes, avaient pour fond la séreuse péritonéale.

Il n'existait pas de calcul dans la vésicule biliaire et avant d'inciser l'organe on s'était assuré que la bile s'écoulait faiblement dans le duodénum.

Le parenchyme hépatique ne présentait guère, à l'œil nu, que des signes de tuméfaction trouble. Mais dans les reins et surtout dans le rein droit, existait un assez grand nombre de petits foyers de suppuration, punctiformes ou linéaires, avec hyperémie réactionelle à leur pourtour, disséminés dans la susbstance corticale jusque sous la capsule.

L'existence de nombreuses ulcérations de la vésicule biliaire, développées en l'absence de calculs ou de lésions obstruant les conduits, est une véritable rareté anatomo-pathologique. Dans notre cas, ces lésions coïncidaient précisément avec d'autres altérations du même genre, siégeant dans l'intestin, des ulcères typhiques.

Il était intéressant de rechercher si les pertes de substance de la muqueuse biliaire étaient produites par la même cause ayant agi sur l'intestin, si les bacilles typhiques présents dans le tube digestif n'avaient pas remonté par le canal cholédoque jusqu'à la vésicule du fiel, ou bien si au contraire, il s'agissait de lésions provoquées par d'autres micro-organismes. Malgré le pouvoir relativement antiseptique de la bile, les voies biliaires contiennent des microbes étudiés principalement par *Netter* et *Dupré;* ces microbes sont, entre autres, les staphylocoques de la suppuration ; ils jouent un grand rôle dans la production des lésions inflammatoires développées à la suite de calculs et de néoplasmes de la vésicule; ces microbes ne pouvaient-ils être la cause des ulcérations que nous venions d'observer ?

Nous avons, avec M. Dache, préparateur d'anatomie pathologique, pratiqué de nombreuses coupes, non seulement au niveau des ulcères biliaires, mais également dans le foie et les reins de cette femme. Pour la recherche des microorganismes, les coupes furent traitées par les méthodes de *Kuehne, Gram* et *Weigert.* Ces procédés, surtout le dernier (coloration au violet de méthyl, décoloration par l'iode, puis l'huile d'aniline), montrèrent très nettement que les ulcérations biliaires étaient occupées par une véritable exsudation fibrineuse, envahie par d'innombrables microorganismes, tous du même aspect, et appartenant à l'espèce *Streptococcus pyogenes*, dont la disposition en chaînettes est si reconnaissable ; il n'existait pas un seul bacille ; dans les préparations, ces microbes pénétraient profondément les tuniques de la vésicule biliaire jusqu'au péritoine dont ils avaient provoqué l'irritation. Nous avons retrouvé les mêmes parasites dans les coupes pratiquées au sein des abcès rénaux : ici on voyait très bien de véritables embolies de streptocoques moulant les vaisseaux capillaires au sein de foyers de suppuration. Le foie, bien que ne présentant pas à l'œil nu de points d'abcession, a montré, dans les coupes, de petits foyers microscopiques envahis par les microbes en chaînettes. Sans aucun doute, toutes ces lésions à distance, provoquées par le streptocoque pyogène, devaient trouver leur origine dans la porte d'entrée ouverte au niveau des voies biliaires. Ces altérations anatomiques secondaires, bien plus considérables que les lésions intestinales dues au bacille typhique lui-même, ont aggravé tellement l'infection qu'elles ont dû jouer un très grand rôle dans l'évolution fatale de la maladie.

OBSERVATION XIV. — *Rétention biliaire septique (infection diplococcique pure), chronique, d'origine calculeuse, dans la vésicule dilatée* (26 litres de liquide). — *Cholécystectomie partielle* (M. TERRIER). — *Guérison.* — (Observation clinique due à l'obligeance de mon collègue REYMOND.)

G... Amélie, journalière, 5o ans, entre le 10 juin 1890, salle Chassaignac, à l'hôpital Bichat, dans le service de M. Terrier.

On ne trouve rien d'intéressant dans les antécédents personnels ou héréditaires de la malade ; elle a eu cinq grossesses, la dernière, il y a huit ans : depuis cette époque elle a ressenti à diverses reprises des douleurs au niveau des hanches et a consulté plusieurs fois à ce sujet. Ce dernier point est intéressant en ce que le médecin qui pratiqua l'année dernière cet examen, ne remarqua rien d'anormal dans la région abdominale de la malade.

C'est pendant le mois de novembre 1889, que celle-ci fut atteinte de la grippe ; elle en souffrit pendant deux semaines. Pendant ces deux derniers jours, elle rendit une grande quantité d'urine de couleur foncée.

C'est à partir de cette époque, c'est-à-dire des derniers jours de novembre, que se firent sentir dans le côté droit des douleurs assez vives qui devaient s'accentuer pendant le mois suivant et surtout le mois de janvier.

En même temps, le ventre augmentait rapidement de volume et six mois après l'apparition de ces deux symptômes (douleur et tuméfaction de l'abdomen), la malade entre à l'hôpital.

A ce moment, on constate que l'énorme tumeur est fluctuante, que la matité donnée par elle s'étend de quelques centimètres au-dessous de l'ombilic, jusqu'à deux travers de main au-dessus du pubis ; la sonorité intestinale est perceptible dans les parties latérales de l'abdomen seulement.

Les douleurs que ressent la malade ne sont pas très vives, elle n'a pas de fièvre, son teint est clair, ses urines et ses selles sont normales, mais le volume de la tumeur cause une dyspnée toujours croissante.

Aussi, neuf jours après son entrée à l'hôpital, ponctionne-t-on la malade ; on retire vingt-quatre litres d'un liquide gomme-gutte, contenant les éléments de la bile.

L'opération a lieu un mois plus tard, le 17 juillet 1890 ; M. Terrier pratique la laparotomie, et, sous le péritoine pariétal antérieur, adhérente à ce péritoine, découvre une vaste poche contenant quelques litres de liquide semblable à celui retiré par la ponction, c'est-à-dire de couleur jaune, non filant, peu épais, sans odeur.

L'épiploon est refoulé par cette poche, qui s'élève loin dans les parties latérales de l'abdomen, se prolonge sous le foie, et se trouve en contact, en arrière, avec la masse intestinale. Il n'existe d'ailleurs pas d'adhérences avec cette dernière, la paroi postérieure paraissant libre et se plissant assez facilement.

L'exploration du prolongement remontant sous le foie est difficile ; cependant, du côté du canal cystique, une masse dure fait penser à la présence d'un calcul.

La poche est très légèrement ouverte; les bords de l'ouverture que l'on peut libérer sont réséqués; les deux parois postérieure et antérieure de la poche sont, autant qu'il est possible, appliquées l'une à l'autre par des sutures ; la paroi postérieure vient se présenter toute plissée, dans la portion sus-ombilicale de l'incision.

La portion sous-ombilicale est fermée.

Un gros et long tube est placé, se dirigeant sous la face inférieure du foie, une éponge laissée au niveau de la partie non fermée de l'incision.

L'examen histologique des portions réséquées de la poche devait montrer qu'on était bien en présence de la vésicule biliaire distendue.

Le soir de l'opération, la malade n'a eu qu'un vomissement ; elle est très calme; sa température est de 37,4.

Le lendemain, le pansement est changé; on y trouve une assez grande quantité de liquide jaune et filant, prenant une teinte verdâtre, dans les mailles de l'éponge qu'il a mouillée.

L'état général de la malade reste bon durant les jours suivants; sa température oscille entre 37° et 38°, sauf au sixième jour, où elle monte brusquement à 39° pour descendre le lendemain à 36°,4; la cause de cette grande oscillation est restée inconnue.

Pendant quinze jours encore, le pansement doit être changé tous les jours ; cependant, la quantité de sérosité fournie par la poche diminue chaque jour ; elle ne prend à aucun moment l'aspect purulent.

Le 20 août, la malade se lève depuis huit jours. Son drain est enlevé depuis cinq jours; la perte de substance sus-ombilicale est presque complètement réparée. La malade est guérie.

EXAMEN MICROSCOPIQUE DE LA VÉSICULE BILIAIRE. — La paroi de la vésicule est amincie dans son épaisseur, et accrue dans sa consistance. On y reconnaît la structure normale de la vésicule, avec les modifications suivantes :

Il existe une infiltration de l'épithélium par de nombreuses granulations pigmentaires jaunâtres, qui se prolonge dans des culs-de-sac glandulaires. Ceux-ci sont dilatés dans leur calibre et allongés dans leur profondeur. Au fond de l'utricule glandulaire, existent des fissures, qui témoignent d'une rupture, d'une effraction de la paroi de la glande distendue. La glande elle-même est le siège d'une folliculite catarrhale chronique, qu'accuse l'état de l'endothélium, et d'une sclérose périglandulaire, qu'accuse sur la préparation, l'existence d'un revêtement de toute la paroi externe de la glande par un tissu conjonctif dense, épais, dont les bandes stratifiées isolent la glande du tissu environnant. Ce tissu est infiltré d'une grande quantité de petites cellules embryonnaires, rondes, vivement colorées aux réactifs, et abondantes surtout en un point où l'on aperçoit le début d'une peptonisation et de fonte cellulaires, qui représente le premier stade d'un abcès. Cet abcès est le type, comme pathogénie et comme situation, de l'abcès pariétal, des collections purulentes, signalées par Charcot et Gombault dans l'épaisseur de la paroi des canaux biliaires. Ici, l'abcès siège dans la paroi de la vésicule.

Examen bactériologique (1) (Résumé). — Le liquide biliaire est mis en culture suivant les méthodes plus haut détaillées (observations précédentes). Sur les lamelles (examen direct de la bile), sur les cultures et sur la coupe, on ne constate l'existence que d'*une seule espèce microbienne, un diplococcus*, dont les dimensions sont, à peu près, celles du streptocoque, sur les milieux nutritifs, un peu moindre sur les coupes. Cette bactérie est ronde, non capsulée. Elle n'offre pas de tendances à se grouper ni en chaînettes, ni en grappes.

Sur la *gélatine*, qu'elle ne liquéfie pas, elle se développe en de petites cultures blanchâtres, rondes, grosses comme des têtes d'épingle, qui ressemblent absolument aux cultures, par piqûre, du streptococcus pyogenes. Les cultures se développent en profondeur surtout, et ne forment pas de clou à la surface.

Dans le *bouillon*, le diplocoque provoque un trouble rapide, avec un dépôt homogène blanchâtre. Les cultures sont inodores.

Dans ces milieux divers, le microorganisme conserve sa forme, mais semble diminuer de vitalité, car les cultures ne reprennent pas, si on les repique au bout de quelques semaines.

Sur les coupes de la vésicule, on aperçoit les cocci groupés en amas linéaires le long du bord libre de la muqueuse. Leurs rangées suivent le contour épithélial et s'enfoncent avec lui dans le cul-de-sac de la glande, où on peut suivre la continuité de l'infiltration microbienne, jusqu'au fond de là cavité dilatée.

De plus, on en aperçoit un îlot dans la partie supérieure du foyer, où la liqué-faction cellulaire forme un petit abcès sous-muqueux.

Le rôle pathogénique des microbes se démontre sur la préparation, avec la plus évidente netteté, dans les différents processus associés de l'infiltration embryonnaire de la paroi, de la suppuration, de la sclérose périglandulaire et enfin de la folliculite utriculaire (2).

Conclusions.

Il s'agissait en ce cas d'une *rétention biliaire cholécystique, chronique, d'origine calculeuse*, compliquée d'une *infection secondaire* du milieu biliaire par un *diplocoque pur*. La lésion étant limitée à la vésicule, l'intervention chirurgicale, en la supprimant, a guéri la malade (3).

Observation XV. — *Infection biliaire et splénique staphylococcique pure, secondaire à la lithiase. — Ponction de la rate*

M..., 23 ans, journalier, entre salle Serres, n° 41, le 23 septembre 1890, service de M. le Prof. Brouardel.

----

(1) Je remercie mon ami et collègue Péraire de l'obligeance qu'il a mise à recueillir pour moi la bile et les pièces de la malade.

(2) Coupe histologique présentée par nous à la Société anatomique (23 janvier 1891).

(3) L'observation a été lue à l'Académie de Médecine, dans sa séance du 30 sept. 1890, par M. Terrier, chirurgien des Hôpitaux.

Antécédents lithiasiques, héréditaires et personnels.

A déjà eu plusieurs coliques hépatiques.

État actuel. — Ictère par rétention, Fièvre. Douleur sourde dans l'hypochondre. Foie débordant les fausses côtes d'un travers de doigt et demi. Rate mesurant dix centimètres sur six.

Diagnostic. — Lithiase biliaire, avec infection secondaire. Le soir du 24 septembre, grand frisson. Claquements de dents, froid, puis chaleur et sueur (fièvre biliaire).

Ponction de la rate, dans les conditions les plus sûres, le lendemain matin 25.

Résultat positif de la culture du sang splénique. Staphylococcus albus, en petite quantité, et aureus, plus abondant, sur la gélatine peptone, en plaques

L'examen du sang de la pulpe du doigt est demeuré négatif.

CONCLUSIONS

Infection staphylococcique splénique, d'origine biliaire, au cours d'une lithiase hépatique fébrile.

EXPÉRIENCES

I. Cholécystotomie et Cholécystectomie expérimentales

prouvant l'innocuité de la bile aseptique épanchée dans le péritoine

(Document historique, — *Mémoire* de HERLIN, chirurgien de Rouen. —
(Extrait du *Journal de méd. de Rouen*, 1767, t. 27, p. 163.)

J'ai pris un petit chat; après lui avoir fait une incision à l'abdomen, j'ai
saisi la vésicule du fiel que j'ai liée à son col; puis je l'ai ouverte, et j'ai
laissé écouler dans le ventre la bile qu'elle renfermait, après quoi j'ai fait la
gastrorraphie, ayant eu l'attention de laisser beaucoup de distance entre
chaque point de suture et de ne les serrer que fort peu. Par cette manœuvre,
j'ai ménagé une issue aux sucs épanchés, sans m'exposer cependant trop à
l'échappement des viscères; je me réservais un deuxième avantage, la facilité
de pouvoir injecter de l'eau tiède dans le ventre; cette ablution, en étendant
la bile épanchée, en affaiblit l'action, et peut être regardée comme un bain
favorable qui doit contribuer à étendre l'inflammation des viscères, déjà
commencée par l'agacement de la bile.

L'animal n'a eu aucun accident particulier, à l'exception du vomissement,
qui a peu duré; tout le reste s'est passé tranquillement; en moins de quinze
jours, l'animal a été parfaitement guéri; mais, craignant qu'on ne trouvât
quelques difficultés à me faire sur les suites de l'opération, à cause du départ
de cette partie bilieuse, qui prend dans la vésicule du fiel un intérêt particulier, utile aux vues de l'économie animale, je priai M. L'Anglas, chirurgien,
qui m'avait aidé dans mon opération et qui prenait soin de l'animal, de le
garder quelque temps après l'opération, afin de voir s'il ne se passerait rien
d'extraordinaire, et si, l'animal vivant comme avant l'opération, tout se
réduirait dans l'ordre accoutumé, si le ventre ne s'en trouverait pas plus pares-
seux. L'animal, qui avait repris son appétit, mangea de tout indistinctement,
se refit parfaitement et était dans l'état le plus naturel, lorsque je fus obligé
de partir précipitamment pour Brest. Je m'étais proposé de présenter
l'animal à M. Petit; ne pouvant le faire, je priai M. L'Anglas de se charger
de cette commission auprès de M. Petit, afin qu'il examinât le fait.

M. Petit, d'abord étonné, ne pouvait s'imaginer que pareille opération eût pu réussir! il crut que je m'étais trompé, et qu'au lieu de lier le col de la vésicule, j'avais saisi quelqu'autre partie; mais l'examen de l'animal ne lui laissa plus de doute. Il trouva le col de la vésicule lié, et son corps, dont la plaie s'était cicatrisée avec les parties voisines, en partie remplie d'une humeur claire et muqueuse, ce qui fit conclure à M. Petit que l'animal n'aurait pas survécu à cet amas, quoique cette liqueur soit de nature à se résorber aisément et que sa douceur ne pût rien présenter de bien fâcheux pour les suites.

M. L'Anglas, pour trancher cette question, prit le parti de répéter mon opération sur deux chiens; il la perfectionna en extirpant le sac de la vésicule biliaire, après avoir lié son col: ces deux animaux sont guéris.

M. Duchainois, à l'imitation de M. L'Anglas, a fait la même tentative sur un chien, et a eu le même succès.

D'après ces expériences, ne suis-je pas en droit de conclure qu'on peut tenter l'extirpation de la vésicule biliaire sans de grands dangers, que cette découverte permet d'aller chercher sans crainte les pierres qui sont amassées dans le sac ou bien arrêtées dans quelqu'un des conduits biliaires, où elles produisent souvent des accidents mortels?

II. Rétention biliaire aseptique expérimentale

Quatre chiens ont été successivement mis en expérience. Anesthésie par injection intrapéritonéale de la solution morphino-chloralique.

Laparotomie. — Ligature du cholédoque à son union avec les canaux hépatiques.

Trois des animaux sont morts de deux à quatre jours après l'opération. Lésions constatées : rétention biliaire typique, distension considérable des canaux et de la vésicule. Foie gros, lourd, brunâtre. Péritonite récente, exsudative et fibrineuse surtout sus-ombilicale. Pas de suppuration péritonéale ni biliaire.

Histologiquement, dilatation des voies biliaires, congestion intense. Infiltration embryonnaire légère, au début des espaces portes; quelques fines gouttelettes graisseuses dans les cellules péri-sus-hépatiques et périportales.

Un des chiens survit.

Il est sacrifié au bout de trois mois.

La ligature s'étant desserrée, l'obstruction biliaire était devenue incomplète, chronique.

Lésions microscopiques, de la rétention biliaire aseptique, sans suppuration ni infiltration embryonnaire. Légère stéatose périportale et péri-sus-hépatique.

III. Infection biliaire à canal fermé (Ligature septique du cholédoque)

Opération en deux temps :

Un chien. — Anesthésie, laparotomie le 3 septembre; ligature du cholédoque.

L'animal va bien ; ictère foncé. Amaigrissement. La plaie abdominale se cicatrise en six jours.

Le 11, seconde laparotomie. Le ventre ouvert, on constate des adhérences récentes, mais assez fortes, qui masquent le champ opératoire, et saignent beaucoup lorsqu'on les détache. On découvre la vésicule, qui est distendue par une bile verte abondante : injection, dans la vésicule, de 1 c.c. de culture pure de staphylocoques dorés (provenant d'un phlegmon). Le chien meurt dans la nuit.

Autopsie. — Péritonite aiguë, hémorrhagique. Un liquide louche imbibe le foie et la vésicule. Dans ce liquide existe le staphylocoque. Le foie est gros, lourd, congestionné, sans abcès. Voies biliaires dilatées, à l'exception d'un canal hépatique du lobe droit inférieur, dont l'abouchement dans le cholédoque se faisait en aval de la ligature. Ce lobule droit est moins congestionné et moins biliaire.

Opération en un temps :

*Deux chiens.—Deux cobayes.—*Anesthésie, laparotomie. Ligature du cholédoque, et injection, au-dessus de la ligature, d'un c.c. (Chiens) et de trois gouttes (Cobayes) de bouillon de culture de staphylocoques dorés.

Les quatre animaux sont morts dans un espace de temps trop court pour permettre au processus mécanique et infectieux de se développer. Lésions constatées ; péritonite et rétention biliaire.

IV. Infection staphylococcique pure des voies biliaires libres. — Ictère infectieux passager, fébrile, polycholique, avec diarrhée. — Guérison.

Chienne. — Laparotomie, le 16 juin, après anesthésie chloroformique. Injection de 1 c.c. de culture pure, fraîche, de *staphylococcus pyogenes aureus,* en bouillon, dans la vésicule biliaire, par piqûre du fond du réservoir.

On referme le ventre.

Suites de l'opération, simples.

Le lendemain, fièvre légère, tristesse, abattement. Diarrhée abondante. Matières liquides, brunâtres, fétides. Urines rares, foncées (sans pigment biliaire appréciable).

La plaie se cicatrise vite et bien.

Le 25, l'ictère a disparu. La diarrhée a cessé.

L'animal est guéri.

V. Infection biliaire mixte, d'origine intestinale

Injection du contenu intestinal normal dans les voies biliaires. — Ictère polycholique léger ; fièvre. — Diarrhée.

Une chienne. — Anesthésie, laparotomie. Injection, dans la vésicule, de quelques gouttes d'une dilution, dans 3 cc. d'eau stérilisée, du produit du raclage du duodénum d'un autre chien. Je referme le ventre.

L'animal supporte bien l'opération et ses suites. Seulement, au cours de la cicatrisation, suffusion ictérique des muqueuses, diarrhée bilieuse, fétide. Même syndrome que le chien à infection staphylococcique. Même guérison.

VI. Expériences démontrant l'innocuité de l'épanchement intra-péritonéal de bile normale aseptique

A. *Cholécystotomie intra-abdominale, sans ligature du canal cystique*

(Communiquées par mon ami M. Mauny, interne des hôpitaux.)

Première série (deux lapins). — En s'entourant de toutes les précautions d'asepsie, et les instruments préalablement passés à l'étuve à 140°. Incision de six centimètres, sur la ligne médiane, de la paroi abdominale, commençant en haut, immédiatement au-dessous du sternum. Le bord antérieur du foie qui se montre alors est soulevé. Incision du fond de la vésicule par un coup de ciseaux. Issue, dans le péritoine, d'une bile fluide et jaunâtre.

Sans laver le péritoine, on referme immédiatement la cavité abdominale et la plaie est suturée aux crins de Florence, prenant à la fois le péritoine et la peau.

Le deuxième lapin a été trouvé mort le huitième jour. A l'autopsie, traces évidentes de péritonite, pus et fausses membranes. Dans le cours de l'opération une anse intestinale avait été perforée, une issue des matières fécales s'en était suivie.

Le premier lapin a survécu et a été sacrifié au bout de quinze jours. A l'autopsie, *pas la moindre trace d'épanchement* dans la cavité péritonéale. Péritonite adhésive très limitée, au niveau du bord antérieur du foie et sur la paroi antérieure de l'abdomen. La *vésicule,* qui est examinée avec soin, est ratatinée, affaissée, renfermant une très minime quantité de bile. On n'y observe pas la plus petite ouverture. Il y a eu cicatrisation complète de la plaie faite aux ciseaux.

B. *Cholécystectomie partielle intra-abdominale.*

VII. *2ᵉ Série* (deux lapins). — Même procédé opératoire que précédemment pour l'ouverture de l'abdomen ; mais sur ces deux lapins, au lieu de faire une simple ouverture sur le fond de la vésicule, j'ai excisé la vésicule presque entièrement, toujours à l'aide des ciseaux courbes, de manière à permettre à la bile de s'écouler plus longtemps dans le péritoine. Il y a eu là une cholécystectomie, sans ligature du col. La cavité abdominale est refermée aussitôt et la paroi suturée aux crins de Florence.

Les jours suivants, réunion par première intention de la paroi abdominale. Les lapins mangent très bien. On les sacrifie au bout de quarante jours. Ils n'ont pas dépéri ; même poids qu'avant l'opération.

A l'autopsie, aucune trace de bile ni d'autres liquides dans le péritoine. Péritonite ancienne, adhésive, limitée, entre le bord antérieur du foie et le péritoine pariétal.

La vésicule, recherchée avec soin, ne paraît plus exister. Le col est transformé en une sorte de petit cordon fibreux. Il ne s'écoule pas la moindre goutte de bile à la section.

Le foie de ces deux lapins se présente sous le même aspect et le même volume qu'avant l'expérience.

Rien à noter dans les autres organes.

VII. Cholécystectomie partielle et totale, intra-abdominale, sans ligature du canal cystique

3e série : Deux lapins. — J'ai répété exactement la même expérience que ci-dessus (après injection anesthésique intra-péritonéale, et sans avoir passé les instruments à l'étuve). Ablation, au premier lapin, du fond seulement, et, au second lapin, de la totalité de la vésicule. Guérison. Sacrifice des animaux. Atrophie des voies biliaires (1 mois après) et sous-hépatite adhésive légère.

Cholécystectomie : 1er *cobaye.* — Poids : 400 gr. (17 juillet).

Laparotomie médiane, après injection anesthésique intrapéritonéale.

Arrachement de la vésicule, sans lier le canal cystique. Refermeture du ventre.

Aucune manifestation morbide. L'animal, après une période de quelques jours d'abattement et de tristesse, se remet à manger et engraisse. Sa robe est en bon état. La santé générale paraît excellente. Pas d'autopsie.

Cholécystectomie : 2e *cobaye.* (Expérience communiquée par mon ami Louis, interne des hôpitaux.)

Même opération. Même résultat.

Le cobaye, qui pesait 415 gr. le 28 juillet, jour de l'opération, pesait 544 gr. le 4 octobre.

Cholécystectomie partielle intra-abdominale. (Communiquée par mon ami et excellent collègue Louis.)

Une *chienne* (griffon).

Laparotomie médiane, avec chloroforme.

Perte de substance en forme de rondelle à la vésicule biliaire au niveau du fond.

Suture du péritoine pariétal à la soie, suture de la paroi au crin de Florence. Collodion.

La chienne vomit, la nuit, et le lendemain matin, selles, urines normales. Ventre tendu. Elle marche, et ne paraît pas beaucoup souffrir. Elle mange bien, mais elle a le ventre ballonné pendant plusieurs jours. L'abdomen est mat et non sonore, ce qui ferait croire à un épanchement liquide.

Le lendemain de l'opération, j'enlève le collodion : il se fait, par la plaie, un léger écoulement de sérosité teintée de bile. On obstrue la plaie avec une épaisse couche de collodion.

Au bout de quelques jours, le ballonnement du ventre disparaît.

Depuis, l'animal est très bien portant, sauf un abcès cutané de la fesse.

VIII. Cholécystectomie

Un jeune *chien*. (3 sept.)

Laparotomie médiane, après injection anesthésique intra-péritonéale. Je pratique au niveau du fond de la vésicule biliaire, une incision cruciale irrégulière, de manière à déterminer une fistule biliaire intra-péritonéale. Je referme le ventre. Sutures enlevées le troisième jour. Le chien va bien. Pas de signes de péritonite. Les jours suivants, l'état général est toujours très bon.

Le chien, qui, au 15 octobre, allait fort bien et avait manifestement engraissé, a été perdu.

Cholécystotomie intra-abdominale

(Communiquée par mon ami Louis, interne des hôpitaux.)

Jeune chien griffon. Même opération (15 sept.) que ci-dessus, avec une incision, non cruciale, mais irrégulière, du fond de la vésicule. Mêmes suites. L'animal allait bien le 8 octobre.

IX. Cholécystectomie totale, avec ligature du canal cystique

1re *expérience*. (Due à l'obligeance de mon collègue et ami Louis.) Un *chien* (13 juillet 1890).

Laparotomie médiane. Ablation de la vésicule biliaire. Suture du canal cystique. Refermeture du ventre. Suture de la peau. Aucune manifestation morbide.

Le chien a été perdu au bout d'un mois; il allait fort bien.

2e *expérience*. — Vieux chien.

Laparotomie médiane. Cholécystectomie totale, après ligature du canal cystique. Suites simples. Guérison en une semaine. Un petit foyer intra-pariétal de suppuration succède à la désunion d'une pointe de la plaie superficielle. La cicatrisation se fait, à ce niveau, par bourgeonnement. L'animal est sacrifié au bout d'un mois. A l'autopsie, traces de péritonite adhésive récente, légère, limitée à la région sous-hépatique (champ opératoire). Atrophie et retrait du canal cystique, méconnaissable au milieu du réticulum pseudomembraneux qui revêt la face inférieure du foie.

X. Injections intra-péritonéales de bile normale aseptique

Il est inutile de donner ici le détail de ces expériences. J'ai injecté (et j'ai répété l'expérience une dizaine de fois) de la bile normale, retirée par aspiration, en pipettes stérilisées, de la vésicule d'animaux laparotomisés, dans le péritoine d'animaux de même espèce, on même de genre différent. La dose était naturellement proportionnée au poids de l'animal. Les animaux étaient des lapins, des cobayes, des chiens, des rats. Je n'ai observé chez aucun d'eux la moindre réaction péritonitique. Tous ont guéri. Lorsqu'on les sacrifie les jours suivants, on observe seulement une légère suffusion ictérique de la séreuse, encore imprégnée du pigment biliaire.

Examens bactériologiques de bile (1)

1° *Tuberculose pulmonaire, avec cavernes* (salle Laënnec, n° 1, 21 octotobre 1890). — Pas d'ulcérations intestinales.

Mise en culture de la bile, 42 heures après la mort (gélose et gélatine). — Résultat négatif.

Le sang hépatique donne au contraire de nombreuses colonies de cocci et de bacilles.

2° *Tuberculose pulmonaire, avec cavernes* (salle Laënnec, n° 7, 28 octobre 1890).

Mise en culture de la bile, 36 heures après la mort. — Résultat négatif.

3° *Pleurésie tuberculeuse. — Granulie pulmonaire* (salle Jenner, n° 40, 30 octobre 1890).

Mise en culture de la bile, 45 heures après la mort. — Résultat négatif.

4° *Méningite pneumococcique ; bronchite purulente, pneumococcique,* et une femme atteinte de lésion mitrale ancienne (salle Laënnec, n° 21, 9 novembre 1890).

La bile ne donne rien dans les cultures.

5° *Tuberculose pulmonaire (cavernes)* (salle Laënnec, n° 26, 13 novembre 1890).

La bile, mise en culture, ne donne rien.

6° *Tuberculose pulmonaire* (salle Jenner, n° 2, 15 novembre 1890).

Mise en culture de la bile, résultat négatif.

Dans tous ces cas, où la bile a été recueillie dans des conditions de temps différentes après la mort, le résultat des cultures a démontré l'asepsie du milieu biliaire (2).

Voici une seconde série de cas, où la bile était infectée :

1° *Anévrysme aortique. — Abcès pulmonaire* gauche, occupant la partie inférieure du lobe supérieur, du volume d'une grosse orange, avec zone étendue de broncho-pneumonie.

Le 3 novembre 1890, mise en culture de la bile, du sang sus-hépatique et du pus de l'abcès pulmonaire.

Le 5 novembre, développement, dans les tubes ensemencés avec la bile, du *staphylococcus p. aureus ;* le sang hépatique donne, outre le staphylocoque doré, diverses autres colonies, cocciques et bacillaires. Le pus de l'abcès pulmonaire donne un bacille, le staphylococcus albus, et, avec une grande prédominance, le staphylococcus p. aureus.

(1) Tous les examens suivants ont été faits au laboratoire de la clinique médicale de la Pitié (service du professeur Jaccoud), par mon excellent ami et collègue Thiroloix, auquel j'adresse ici tous mes remercîments.

(2) A rapprocher de ces examens sont ceux qu'a récemment pratiqués Naunyn, de Strasbourg, qui a trouvé, sur le cadavre, la bile stérile chez deux phtisiques, un lithiasique biliaire jeune, récent, et un cancéreux biliaire. (*Soc. méd.* de Strasbourg 16 janvier 1891.)

2. *Cirrhose hypertrophique avec ictère et ascite* (cirrhose mixte chez une alcoolique, marche rapide, fièvre) (salle Laënnec, n° 4. — 11 novembre 1890).

Mise en culture de la bile, 2 heures après la mort. Développement, dans tous les tubes (gélatine, gélose, bouillon), de *deux bacilles* : l'un, gros, immobile, non capsulé, ne liquéfiant pas, donnant des colonies abondantes, se décolorant par le Gram ; provoquant, par injection sous-cutanée à la souris, des abcès localisés, sans infection générale (bacille probablement intestinal); l'autre, court, mobile, ayant tous les caractères du *Bacterium coli commune*.

La mise en culture du parenchyme splénique ne provoque le développement d'aucune colonie.

Dans ces observations, ainsi que dans plusieurs autres, dont le détail allongerait inutilement cette liste, l'examen de la bile a démontré l'infection soit monobactérienne, soit polybactérienne de cette humeur ; la bile, notamment dans certaines cirrhoses, examinée 2 heures seulement après la mort, renferme différents bacilles mobiles liquéfiant la gélatine, saprogènes, d'origine intestinale : dont l'ascension doit s'être faite dans les derniers temps de la vie, et dont le rôle pathogénique est à discuter, dans le mécanisme des lésions prochaines de la mort.

Cet envahissement des voies biliaires par les espèces bactériennes de l'intestin ne se produit guère, d'après nos examens, que lorsque le foie est gravement atteint (cirrhoses avancées, cancer). Dans nombre de cas, au contraire, où la mort a été causée par des affections étrangères au foie (phtisie, lésions cérébrales), je n'ai pas constaté l'infection de la bile, même plusieurs heures après la mort. Il y a, dans la variété de ces migrations bactériennes, d'origine intestinale, dans les voies biliaires, une question de biologie générale, dont l'intérêt commence avant et continue après la mort de l'individu. Ne semble-t il pas, en effet, résulter de nos premières constatations, que l'attaque des voies biliaires et du foie par les bactéries intestinales puisse commencer du vivant même du malade, et qu'ainsi l'on soit en droit de dire que, dans certains cas, la mort de l'organe ait précédé celle de l'organisme ?

LÉGENDE

—

FIGURE I. — **Cirrhose ancienne. — Infection biliaire monomicrobienne bacillaire. — Dégénérescence nécrotique du parenchyme.**

A — Canal biliaire dilaté.
B — Bandes de sclérose péribiliaire.
C — Dégénérescence cellulaire nécrotique (début de la formation des pseudo-kystes).
D — Infiltration pigmentaire des ilots parenchymateux dégénérés.
E — Infiltration bacillaire de la paroi du canal biliaire.
F — Ilot bactérien, aux limites du foyer de nécrose cellulaire.

FIGURE II. — **Infection biliaire streptococcique, secondaire à la lithiase (angiocholite calculeuse).**

A — Cavité d'un canal biliaire dilaté.
B — Zone de sclérose septique péribiliaire (périangiocholite chronique.)
C — Espace porte, sclérose périportale.
D — Fissure artificielle, due au fendillement de la préparation.
E — Parenchyme hépatique.
F — Infiltration streptococcique de la muqueuse biliaire (topographie exclusivement canaliculaire de l'infection).

FIGURE III. — **Coupe de la paroi d'une vésicule biliaire (infection biliaire).**

A — Infiltration de la couche épithéliale par les microcoques.
B — Cavité glandulaire dilatée, infectée ; granulations pigmentaires le long de la paroi.
C — Zone de sclérose septique périglandulaire.
D — Infiltration embryonnaire de la couche sous-muqueuse.
E — Début de la formation d'un abcès intra-pariétal (ilot microbien).
F — Continuité de l'infiltration microbienne de l'épithélium dans l'intérieur de la glande.

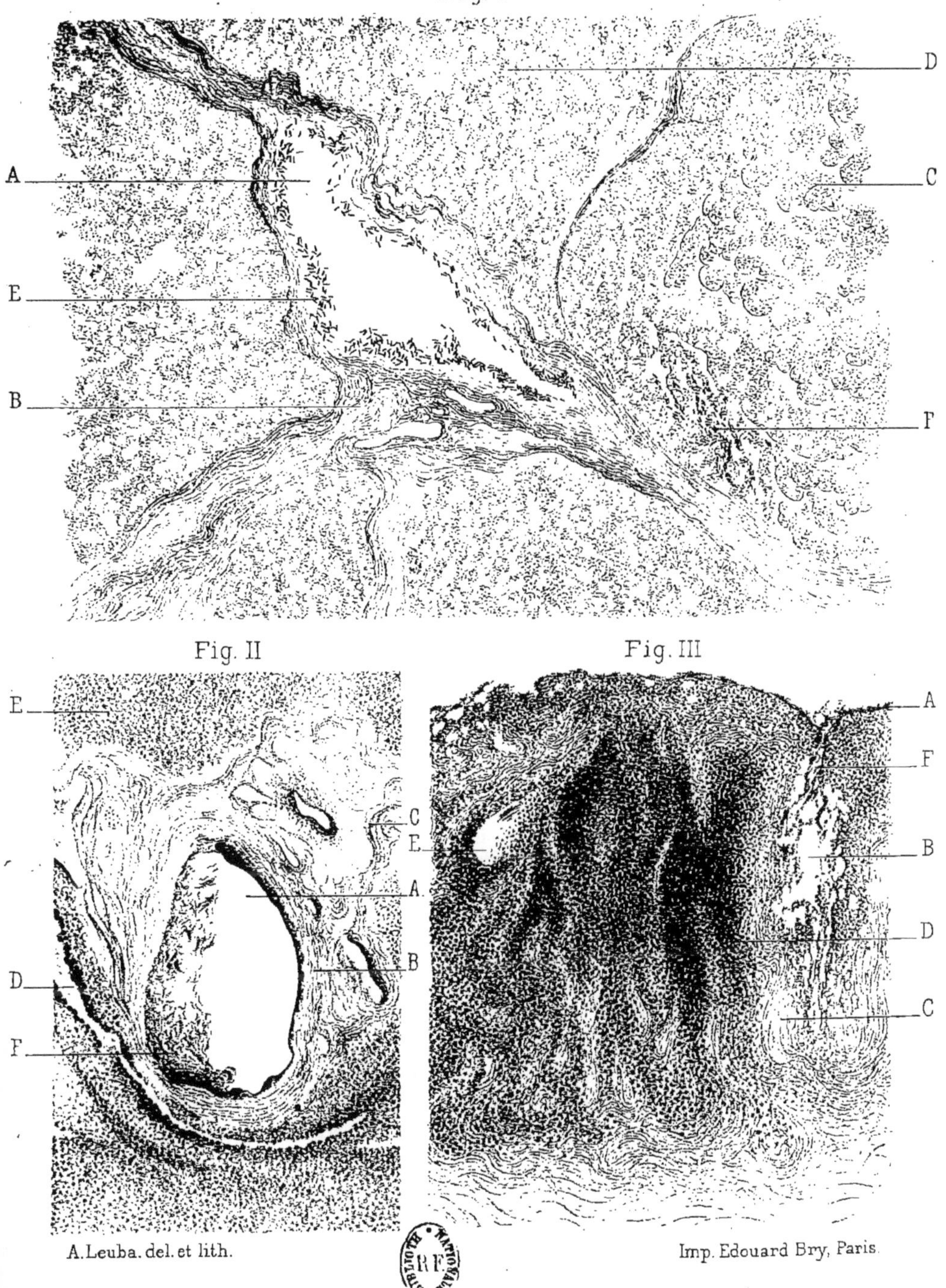

Fig. I
D
A
C
E
B
F
Fig. II
Fig. III
E
C
E
A
B
A
F
D
B
D
F
C
A.Leuba. del. et lith.
Imp. Edouard Bry, Paris.
Steinheil, Editeur à Paris.

www.ingramcontent.com/pod-product-compliance
Ingram Content Group UK Ltd.
Pitfield, Milton Keynes, MK11 3LW, UK
UKHW022338090726
13658UKWH00001B/332